Sabine Wacker /
Dr. med. Andreas Wacker

300 Fragen zur Säure-Basen-Balance

Über die Autoren

Sabine Wacker ist Heilpraktikerin und studierte nach ihrer Ausbildung zur Apothekenhelferin und Pharmazeutisch-technischen Assistentin Medizin mit Abschluss erstes Staatsexamen. Spezialisiert hat sie sich auf Schüßler-Salze, Entgiftungstherapien, Fasten und Ernährungsberatung. Seit 1994 praktiziert sie als Heilpraktikerin in Mannheim. Zusammen mit ihrem Mann Dr. med. Andreas Wacker entwickelte sie die Methode Basenfasten und veröffentlichte mehrere Bücher zu Basenfasten und Naturheilkunde.

Dr. med. Andreas Wacker ist homöopathischer Arzt und praktiziert seit 1994 in Mannheim. Im Zentrum seiner Tätigkeit stehen Homöopathie und Konzepte zur Gesundheitserhaltung, insbesondere Ernährungsberatung und Fastenbegleitung. Neben seiner Praxistätigkeit hält er viele Fachvorträge und leitet Fachfortbildungen zu den Themen Homöopathie, Säure-Basen-Haushalt und Basenfasten.

INHALT

EIN WORT ZUVOR

»Sind wir wirklich alle übersäuert?« – So oder ähnlich wird immer wieder auf ein Thema aufmerksam gemacht, das seit Jahrzehnten vor allem gesundheitsbewusste Menschen bewegt. Auf das Problem der »Übersäuerung« wurde erstmals vom schwedischen Chemiker und Ernährungsforscher Ragnar Berg (1873–1956), der in Deutschland lebte, hingewiesen. Es gab und gibt in wissenschaftlichen Kreisen große Diskussionen um den Einfluss der Ernährung auf den Säure-Basen-Haushalt und die Gesundheit. Obwohl schon zu Bergs Zeiten zahlreiche Untersuchungen und Beobachtungen seine Theorie bestätigten, blieb das Thema Übersäuerung ein Thema für die Erfahrungsmedizin – also für die auf Beobachtungen beruhende Heilkunde. Seit den 1990er Jahren wird an deutschen Forschungsinstituten wieder zum Thema Ernährung und Säure-Basen-Haushalt geforscht. Ragnar Bergs Ergebnisse werden dabei im Wesentlichen bestätigt.

Das Buch beantwortet in der Form eines Dialogs Ihre Fragen zum spannenden Thema Säure-Basen-Haushalt – auf der Grundlage des aktuellen Wissensstandes. Es hilft Ihnen, in Sachen Gesundheit entscheidend aktiv zu werden. Wir haben versucht, die teils komplizierten Sachverhalte möglichst allgemein verständlich darzustellen. Da aber auch die grundlegenden Fragen zum Säure-Basen-Haushalt geklärt werden, konnten wir nicht ganz auf fachsprachliche Begriffe und wissenschaftliche Erläuterungen verzichten. Betrachten Sie das Buch als umfassendes Nachschlagewerk zu allem, was Sie über den Säure-Basen-Haushalt wissen wollen!

Sabine Wacker
Dr. med. Andreas Wacker

DER SÄURE-BASEN-HAUSHALT

Was hat es auf sich mit Säuren und Basen, was ist unter diesen Begriffen zu verstehen? Was kann ich mir unter dem Säure-Basen-Haushalt vorstellen? Wo im Körper findet er eigentlich statt? Welche Organe sind daran beteiligt und auf welche Weise? Wie wird das Gleichgewicht des Säure-Basen-Haushalts im Körper aufrechterhalten? Hängt es mit der Ernährung zusammen – und wenn ja, wie? Warum klingt das alles so kompliziert? Was weiß man heute darüber? Und warum gibt es zu dem Thema so unterschiedliche Auffassungen?

In diesem Kapitel werden all diese grundsätzlichen Fragen zum Säure-Basen-Haushalt beantwortet. Sie werden sehen, dass die wissenschaftlichen Erklärungen und chemischen Begriffe zwar sehr komplex, aber im Grunde doch gut nachvollziehbar und vor allem wichtig für das Verständnis der Zusammenhänge sind.

Auf den folgenden Seiten können Sie sich außerdem einen »Grundwortschatz« zum Thema zulegen – damit Sie wissen, worum es geht, wenn von pH-Wert, Puffersystem, pH-Teststreifen und Untersuchungen zum Säure-Basen-Haushalt die Rede ist.

Eines schon vorweg: Weder Säuren noch Basen sind an sich gut oder schlecht. Beide werden im Körper benötigt, wenn auch in unterschiedlichen Mengen und Funktionen. Wichtig ist, das für den Körper ideale Verhältnis der beiden aufrechtzuerhalten. Dabei sollten Sie die Säuren und Basen nicht als Gegenspieler betrachten, sondern als Teammitglieder, die sich gegenseitig im Organismus die Bälle zuspielen und so den Säure-Basen-Haushalt im Gleichgewicht halten. Allerdings hat unsere moderne Lebensweise oft zur Folge, dass die Säuren etwas »über die Stränge schlagen«. Dazu erfahren Sie in den späteren Kapiteln mehr.

WICHTIGE GRUNDBEGRIFFE

1 Was sind Säuren?

Der Begriff Säure bezeichnet die chemische Eigenschaft eines Stoffes, in wässriger Lösung als Säure zu reagieren. Eine Säure schmeckt sauer und färbt blaue Lackmuslösung (→ Frage 7) rot. Es gab in der Geschichte der Chemie viele Theorien, wie man eine Säure definiert. Die heute gültige Definition geht überwiegend auf den dänischen Chemiker Johann Nicolaus Brönsted (1879–1947) zurück, der diejenigen Stoffe als Säuren bezeichnet, die in der Lage sind, in wässriger Lösung ein positiv geladenes Teilchen (Proton) abzugeben. Man spricht in diesem Zusammenhang von Brönsted-Säuren.

2 Was sind Basen?

Der Begriff Base bezeichnet die chemische Eigenschaft eines Stoffes, in Wasser basisch zu reagieren. Eine Base schmeckt seifig und färbt rotes Lackmuspapier blau. Entdeckt wurden Säuren und Basen durch den chemischen Vorgang der Verbrennung; auf Basen wurde man aufmerksam, als man begann, Verbrennungsrückstände, die Asche, zu untersuchen. Da die Rückstände sich in einem Topf (= Pott) befanden, bezeichnete man die Gesamtheit der Asche als Pottasche. Später stellte sich heraus, dass es sich dabei vor allem um Kaliumsalze handelt, weshalb man heute im englischsprachigen Raum Kalium als Potassium bezeichnet. Bei uns hat sich der aus dem Arabischen abgeleiteten Begriff Alkali eingebürgert, was »Lauge« bedeutet. Als Lauge bezeichnete man diese Stoffe deshalb, weil die wässrige Lösung der Verbrennungsrückstände seifig schmeckt. Die Begriffe Base, Alkali und Lauge werden gleichwertig verwendet. Seit 1923 werden Basen (nach Brönsted) chemisch definiert als Stoffe, die in der Lage sind, Protonen (positiv geladene Teilchen) aufzunehmen.

3 Was bedeutet eigentlich pH-Wert?

Der pH-Wert ist eine Maßzahl für den sauren oder basischen Charakter einer Lösung. Die Abkürzung pH steht für potentia Hydrogenii. Übersetzt bedeutet das: Konzentration der Wasserstoff-Ionen. Vereinfacht gesagt entstehen Säuren und Basen durch »Trennung« (chemische Dissoziation) des neutral wirkenden Wassers in basische und saure Ionen. Die Konzentration der Wasserstoff-Ionen ist messbar. Je höher die Konzentration der positiv geladenen Wasserstoff-Ionen, umso höher ist die Säurewirkung beziehungsweise der Säuregrad der Lösung. Letzterer wurde international festgelegt als negative Zehnerpotenz (Logarithmus) der Wasserstoff-Ionenkonzentration – der pH-Wert.

4 Welche Skala gilt für den pH-Wert?

Die pH-Wert-Skala legte der dänische Chemiker Sören Sörensen bereits 1909 fest. Sie reicht von 0 bis 14: pH-Werte unter 7 zeigen eine saure Lösung an, pH-Werte über 7 eine basische Lösung. Ein pH-Wert von 7 zeigt eine neutrale Lösung an.

5 Was bedeutet »neutraler pH-Wert«?

Bei einem pH-Wert von 7 ist die Konzentration der basisch und der sauer wirkenden Ionen gleich. Man nennt eine Lösung, deren pH-Wert bei 7 liegt, daher neutral. Dies bedeutet aber nicht, dass pH 7 für den menschlichen Organismus ein idealer pH-Wert ist. Die menschlichen Körperflüssigkeiten haben jeweils charakteristische pH-Werte, bei denen sie optimal funktionieren. Wenn man von einem neutralen Lebensmittel spricht, dann bedeutet dies, dass es keinen Einfluss auf den Säure-Basen-Haushalt des Menschen hat.

6 Wie wird der pH-Wert gemessen?

Schwankungen im Säure-Basen-Verhältnis schlagen sich auf den pH-Wert des Urins nieder. Ihn können Sie mithilfe von Indikatoren (→ Frage 7) messen. Im Urin finden sich Substanzen, die teils basisch, teils sauer reagieren, sowie neutralisierte Säuren und Basen, deren Säure- und Basenwirkung nicht direkt erfassbar sind. Das Messergebnis bezieht sich auf die Bilanz aus Säure- und Basenwirkung, was zusammen mit tageszeitbedingten Schwankungen (→ Frage 22) die Urin-pH-Messung etwas ungenau macht. Dennoch ist eine Laboruntersuchung nur selten nötig.

7 Was sind pH-Indikatoren?

Der Begriff »Indikator« bedeutet, dass damit etwas angezeigt wird. Ein pH-Indikator zeigt den Säure- oder Basengrad eines Stoffes in wässriger Lösung an. Die Anzeige erfolgt durch einen charakteristischen Farbumschlag. pH-Indikatoren sind schwache Basen oder Säuren. Eine saure Lösung braucht einen Indikator, der im sauren Milieu einen Farbumschlag bewirkt. Eine basische Lösung benötigt einen Indikator, der den Farbumschlag im basischen Milieu bewirkt. Viel verwendete Indikatoren sind Lackmus, Phenolphthalein und Methylrot.

8 Was sind pH-Indikator-Teststreifen?

Um den pH-Wert Ihres Urins zu bestimmen, verwenden Sie saugfähige Papierstreifen (Reagenzpapier), die mit Indikatorlösungen getränkt sind – wie die Streifen, die diesem Buch beiliegen. Hält man das Papier in Urin (oder eine beliebige andere Lösung), lässt sich in Sekunden die Basen- oder Säurewirkung am eintretenden oder nicht eintretenden Farbumschlag erkennen. Eine Farbskala gibt Aufschluss über den ungefähren pH-Wert des Urins.

9 Wie muss der pH-Wert bei einem gesunden Menschen sein?

Den einen, idealen pH-Wert für den menschlichen Körper gibt es nicht. Alle Organe und Körperflüssigkeiten sind »Spezialisten«, die einen bestimmten pH-Wert benötigen, um ihre Aufgaben reibungslos erfüllen zu können. Sogar Enzyme (Proteine, die biochemische Reaktionen beschleunigen) benötigen bestimmte, je nach Körperbereich unterschiedliche pH-Werte: Enzyme im Magen brauchen einen sauren pH-Wert, Enzyme im Dünndarm einen basischen. Es ist daher ein Irrtum, zu sagen, ein basisches Milieu im Körper sei in jedem Fall besser und gesünder.

Beispiele für pH-Werte im gesunden Körper

Bereich	pH-Wert
Blut	7,35 – 7,45
Speichel	6,5 – 7,0
Magensaft	1,2 – 3,0
Galle	6,2 – 8,5
Bauchspeicheldrüsensekret	7,4 – 8,5
Darmdrüsensaft	6,5 – 8,0
Fruchtwasser	8,0

Die Tabelle macht deutlich, dass die pH-Werte je nach Organ oder Körperflüssigkeit sehr unterschiedlich sind – und unterschiedlich große Toleranzbereiche aufweisen. Das Blut hat die geringsten Abweichungen. Das bedeutet, dass es seine lebenswichtigen Aufgaben nur in dem engen Bereich zwischen pH 7,35 und pH 7,45 erfüllen kann.

Auffallend ist, dass zwei Flüssigkeiten, die im Körper besondere Bedeutung für den Erhalt des Lebens haben, leicht alkalisch sind: Blut und Fruchtwasser. Auch die Zellen, die für den Knochenaufbau zuständig sind, leben am liebsten im basischen Milieu (siehe auch Seite 23).

10 Was ist der Säure-Basen-Haushalt?

Als Säure-Basen-Haushalt bezeichnet man eines der wichtigsten Regulationssysteme des Organismus. Ein komplexes System von Regelmechanismen und sogenannten Puffersystemen sorgt dafür, dass das Verhältnis der Säuren und Basen im Organismus in einem gesunden Gleichgewicht gehalten wird. Säuren und Basen werden zu einem großen Teil über die Nahrung zugeführt, entstehen aber vor allem als Zwischen- oder Endprodukte der Stoffwechselarbeit, etwa durch stoffwechselinterne Umbauarbeiten nach körperlicher Anstrengung oder nach Stress.

11 Was sind die Aufgaben des Säure-Basen-Haushalts?

Oberste Aufgabe des Säure-Basen-Haushalts ist es, für ein stabiles Milieu im Körper zu sorgen, sodass die lebenswichtigen biochemischen Stoffwechselvorgänge permanent ungestört und zuverlässig ablaufen können. Der pH-Wert des Blutes, das Sauerstoff zu den Zellen und Kohlendioxid aus den Zellen zum Abatmen in die Lunge transportiert, muss in ganz engen Grenzen stabil bleiben. Auch der pH-Wert in den Zellen unseres Köpers muss stabil sein und darf keinen Schwankungen ausgesetzt sein. Die Enzyme, die für die lebenswichtigen Stoffwechselvorgänge zuständig sind, können ebenfalls nur bei bestimmten, stabilen pH-Werten ihre Arbeit verrichten. Daher ist unser Organismus darauf ausgerichtet, den pH-Wert im Blut und in den Zellen der Organe unter allen Umständen konstant und stabil zu halten. Auch die unterschiedlichen Organe, Gewebe und Hohlräume (etwa der Magen und der Darm, die Harnblase und die Gallenblase) brauchen jeweils bestimmte pH-Werte, deren Grenzen aber nicht so eng sind wie beim Blut. Um dies zu gewährleisten, besitzt der Körper verschiedene Puffersysteme (→ ab Seite 12).

12 Was sind Puffer?

Puffer fangen etwas ab. In Bezug auf den Säure-Basen-Haushalt sind Puffer chemische Verbindungen, die in der Lage sind, Säuren oder Basen abzufangen. Sie binden die Säuren beziehungsweise Basen an sich, um sie damit unschädlich zu machen. Puffer sind sehr flexibel, denn sie haben die Eigenschaft, sowohl als Säure als auch als Base zu reagieren – in der Chemie spricht man in diesem Zusammenhang vom sogenannten amphoteren Charakter der Puffer. Mit dieser speziellen Eigenschaft sorgen die Puffer im Körper dafür, dass das Milieu, das sie schützen, nie zu sauer oder zu basisch wird und genau den pH-Wert stabil hält, den die zu schützende Flüssigkeit oder das zu schützende Organ oder Gewebe benötigt. Sind zu viele Basen vorhanden, wird der Basenüberschuss abgepuffert, sind zu viele Säuren vorhanden, dann wird der Säureüberschuss abgepuffert, bis der pH-Wert sich wieder optimal eingependelt hat.

13 Wo genau spielt sich der Säure-Basen-Haushalt ab?

Die wesentlichen Funktionen des Säure-Basen-Haushalts spielen sich im Blut und in den Geweben, vor allem auch im Bindegewebe ab. Im Blut wird der Säure-Basen-Haushalt durch das raffinierte, äußerst fein abgestimmte Blutpuffersystem im Gleichgewicht gehalten. Funktionsfähiges Blut ist die wichtigste Voraussetzung fürs Leben (→ Seite 14). In den Geweben werden überschüssige Säuren – Basen gibt es selten im Überschuss – an verschiedene Stoffe, meist an Proteine gebunden und dadurch »aus dem Verkehr« gezogen, das heißt abgepuffert. Dadurch wird verhindert, dass sie die gesunden körperlichen Vorgänge stören.

14 Was versteht man unter Pufferfähigkeit?

Eine typische Konzentration an Pufferbasen und -säuren gewährleistet eine hohe Pufferkapazität. Diese zeigt an, über wie viel Pufferreserve der Körper verfügt. Die normale Konzentration der Pufferbasen im Blut beträgt rund 48 Millival pro Liter. (Die chemische Einheit Val war zu Ragnar Bergs Zeiten üblich, mittlerweile wurde sie durch die Einheit Mol ersetzt. Dennoch ist Val heute noch vielfach in Gebrauch). Ein Absinken der Konzentration wird sofort über Atmung oder Nieren ausgeglichen. Der Blut-pH-Wert verändert sich dabei noch nicht. Das funktioniert nicht unbegrenzt, denn die Puffer werden dem Körper an anderer Stelle weggenommen. So werden Bikarbonate für den Bikarbonatpuffer dem Verdauungstrakt entzogen und senken dort den pH-Wert, was die Verdauung beeinträchtigt. Die Phosphate für den Phosphatpuffer werden den Knochen entzogen, was die Entstehung von Osteoporose begünstigt. Ein Absinken der Pufferkapazitäten ist nach Meinung vieler Forscher Anzeichen beginnender Störungen im Säure-Basen-Haushalt.

15 Welche Organe sind für den Säure-Basen-Haushalt verantwortlich?

Nieren, Leber und Lungen sorgen für die Aufrechterhaltung der optimalen Säure-Basen-Verhältnisse im Körper. Auch der Magen ist an den Regulationsvorgängen maßgeblich beteiligt: Die Belegzellen der Magenschleimhaut produzieren neben der Magensäure basisches Bikarbonat, das für die Verdauung notwendig ist. Über die Menge der produzierten Säuren und Basen reguliert der Magen vorübergehend Ungleichgewichte aus der Nahrung. Zunehmend weisen Wissenschaftler darauf hin, dass auch dem Bindegewebe zentrale Bedeutung im Geschehen des Säure-Basen-Haushalts zukommt.

Blut – »Hauptdarsteller« im Puffersystem

Im raffinierten System der Puffer tritt die Bedeutung des Blutes hervor – es ist auch hier der unbestrittene »VIP Nr. 1« im Körper. Das Blut benötigt einen in sehr engen Grenzen stabilen pH-Wert zwischen 7,35 und 7,45 (→ Frage 28), um seine lebenswichtigen Funktionen erfüllen zu können: den Transport von Sauerstoff und Kohlendioxid, von Nahrungsstoffen, Stoffwechselprodukten, Vitaminen und Mineralstoffen; die Temperaturregelung im Körper zum Ausgleich auf Wärme- oder Kältereize von außen; die Signalübermittlung per Hormonen; die Mitarbeit am Immunsystem. Der Puffer zur Aufrechterhaltung des pH-Wertes im Blut entsteht durch das Zusammenwirken folgender vier Systeme:

➤ Bikarbonat-Puffer (Kohlensäure-Hydrogenkarbonat-Puffer): Er macht zwischen 69 und 75 Prozent der Gesamtpufferkapazität im Blut aus. Das Blut bezieht sein Bikarbonat aus dem Verdauungstrakt, wo es sonst benötigt wird, um die Darmsäfte alkalisch zu machen.

➤ Hämoglobin-Puffer: Der rote Farbstoff der roten Blutkörperchen macht zwischen 21 und 25 Prozent der Gesamtpufferkapazität aus.

➤ Phosphatpuffer: Er macht nur 1 bis 5 Prozent der Pufferkapazität des Blutes aus. Blut bezieht Phosphat aus den Knochen, dem größten Phosphatspeicher des Körpers.

➤ Eiweißpuffer (Proteinatpuffer): Sein Anteil an der Gesamtpufferkapazität liegt zwischen 1 und 5 Prozent.

Selten erwähnt wird, dass auch das Zellinnere verschiedener Gewebe zur Pufferung herangezogen werden kann. Diese »Reservepufferung« entzieht sich allerdings den bekannten Messmethoden.

Das Abpuffern von Ungleichgewichten im Säure-Basen-Haushalt funktioniert nicht unbegrenzt (→ Frage 14).

16 Welche Bedeutung hat das Bindegewebe für den Säure-Basen-Haushalt?

Man geht überwiegend davon aus, dass das Bindegewebe keinen direkten Einfluss auf die Puffersysteme des Blutes ausübt – weshalb es bislang bei der Betrachtung der Vorgänge im Säure-Basen-Haushalt vernachlässigt wurde. Es ist das Verdienst von Dr. Friedrich Sander und des Wiener Histologen Prof. Dr. med. Alfred Pischinger sowie von Prof. Dr. Hartmut Heine, dass wir Kenntnisse haben über die wichtigen Regulationsvorgänge im Bindegewebe und ihre Auswirkungen auf den Säure-Basen-Haushalt. Friedrich Sander wies darauf hin, dass besonders die kollagenen Fasern des Bindegewebes in der Lage sind, bei schnell ansteigenden Säurevorkommen die sauren Anteile aufzunehmen und zu lagern – auch das trägt zur Stabilisierung des pH-Wertes bei. Alfred Pischinger bezeichnete das Bindegewebe als eigenes Organ und wies auch auf dessen Speicherkapazität hin. Seine Forschungen wurden später von Hartmut Heine fortgeführt.

17 Wie können die Lungen den Säure-Basen-Haushalt beeinflussen?

Über die Lungen wird ständig Kohlendioxid abgeatmet, das sauer wirkt. Es entsteht durch Verbrennung unter Verbrauch von Sauerstoff, aber auch bei der Verstoffwechslung bestimmter Nahrungsbestandteile wie Zitronen- oder Apfelsäure. Im gesunden Organismus wird das Gleichgewicht von Säuren und Basen durch die Abatmung von Kohlendioxid nicht gestört. Sobald der pH-Wert im Blut sinkt, also sauer wird, wird das Atemzentrum im Gehirn erregt und bewirkt eine verstärkte Abatmung von Kohlendioxid, wodurch das Blut wieder basischer wird – ein Notventil des Körpers, um Entgleisungen im Säure-Basen-Haushalt zu verhindern. Über schnellere oder langsamere Atmung kann der Säure-Basen-Haushalt direkt beeinflusst werden. Wird durch Hyperventilation (schnelle, flache Atmung, die in enger Verbindung zu psychischem Extremstress steht) zu viel Kohlendioxid abgeatmet, kommt es zu einer respiratorischen (atmungsbedingten) Alkalose, also einem Zuviel an Basen, mit Muskelkrämpfen. Auch eine langsamere Atmung kann den Säure-Basen-Haushalt beeinflussen. Gefährlich ist das im Extremfall, bei Lähmungen und Blockierungen des Atemzentrums durch Medikamente oder Gifte: Die Folge ist eine akute Azidose (Übersäuerung).

18 Wie können die Nieren den Säure-Basen-Haushalt beeinflussen?

Die Nieren spielen bei den Regulationsvorgängen des Säure-Basen-Haushalts eine bedeutende Rolle. Sie scheiden Stoffe aus, die der Organismus nicht mehr benötigt – sogenannte Stoffwechselendprodukte. Dazu gehören Harnstoff und Kreatinin aus dem Eiweißabbau, Harnsäure aus dem Purinabbau, Sulfate, Phosphate und vieles mehr. Es werden saure und basische Stoffe ausgeschieden, wobei die Nieren normalerweise mehr Säuren als Basen ausscheiden. Im Laufe des Tages kommt es bei einem gesunden Menschen, der regelmäßige Mahlzeiten zu sich nimmt, zu Basenfluten (→ Frage 24), bei denen viel basisches Natriumbikarbonat zur Niere geht, von ihr zum Großteil herausgefiltert und wieder an das Blut zurückgegeben wird. Die Menge des täglich in der Niere anfallenden Bikarbonates ist 40-mal so hoch wie die im Blut enthaltene Menge. Würde alles Bikarbonat der Basenflut mit dem Urin ausgeschieden, käme es schnell zu einem Zusammenbruch des Säure-Basen-Gleichgewichts im Körper. Man spricht vom »Basensparmechanismus« der Nieren. Eine gesunde Nierenfunktion ist eine wichtige Voraussetzung für einen intakten Säure-Basen-Haushalt.

Der Basensparmechanismus der Nieren

Die Nieren verfügen über einen sogenannten Basensparmechanismus, der verhindert, dass zu viele basische Mineralstoffe, vor allem die basischen Bikarbonate, ausgeschieden werden. Viele an Naturheilkunde interessierte Forscher sind der Ansicht, dass die gesunde Säure-Basen-Bilanz im Körper eine starke Betonung auf der basischen Seite hat. Dafür spricht, dass man im Körper immer wieder Mechanismen vorfindet, die basenerhaltend arbeiten.

Die Nieren verwalten über die Regulierung des Mineralstoffhaushaltes auch den Säure-Basen-Haushalt. Der Basensparmechanismus der Nieren sorgt dafür, dass nie mehr basische Stoffe ausgeschieden werden als unbedingt nötig. Eine gesund funktionierende Niere trägt somit zu einer ausgeglichenen Säure-Basen-Bilanz bei. Interessanterweise gibt es dagegen im Körper keinen Säuresparmechanismus.

Nach heutigem Wissen stellt die vermehrte Ausscheidung von Säuren keine nennenswerte Gefahr dar. Die Gründe dafür sind, dass Säuren während des Stoffwechsels ständig produziert werden – die vielen oxidativen Vorgänge (Verbrennungsvorgänge) im Stoffwechsel liefern zunächst Säuren. So ist ein Säuremangel nicht so schnell möglich wie ein Basenmangel. Größere Mengen an Basen kann der Körper dagegen nur in den Belegzellen des Magens in Verbindung mit der Produktion von Magensäure bilden. Aus alldem wird deutlich, auf welche Weise eine gesunde Nierenfunktion wesentlich zum Säure-Basen-Gleichgewicht beiträgt.

Menschen mit eingeschränkter Nierenleistung – bei chronischen Nierenerkrankungen und im Alter – sollten stets Wert auf basenbetonte Kost legen und den Anteil tierischer Eiweiße in der Nahrung reduzieren.

19 Die Nieren machen keine Überstunden. Was heißt das für mich?

Wenn Sie gern und viel Fleisch verzehren, sollten Sie wissen: Die im Fleisch enthaltenden Eiweiße werden im Körper verstoffwechselt – bis auf Harnsäure, Kreatinin und Harnstoff, die fast nur über die Nieren ausgeschieden werden können. Diese Stoffe nennt man »harnpflichtig«. Nur ein geringer Teil der Harnsäure und des Harnstoffes kann über den Darm, Harnstoff auch über die Haut ausgeschieden werden. Auch die Ausscheidungskapazität der Nieren für diese Stoffe ist begrenzt. Statistisch gesehen wird in den westlichen Industrieländern doppelt so viel Eiweiß gegessen, wie nach Abbau ausgeschieden werden kann. Das bezieht sich vor allem auf Harnsäure bildende Lebensmittel (Fleisch, Hülsenfrüchte, Kaffee). Harnsäure wird bevorzugt an Gelenken abgelagert und verursacht hier schmerzhafte Gichtanfälle. Eine andere Folge von Eiweißüberernährung ist die vermehrte Entstehung von Nierensteinen. Eine weitere bekannte Folge der »Eiweißmast«, wie die Eiweißüberernährung oft bezeichnet wird, ist ein erhöhter Cholesterin-Blutspiegel.

20 Welche Rolle spielt die Leber für den Säure-Basen-Haushalt?

Die Leber ist als zentrales Stoffwechselorgan am Ab- und Umbau von Kohlenhydraten, Fetten und Eiweißen aus der Nahrung maßgeblich beteiligt. Sie gehört zu den basenfreundlichen Organen, das heißt, sie benötigt für ihre Arbeit ein basisches Umfeld. Sie produziert die leicht basische Gallenflüssigkeit für die Fettverdauung, ist aber auch ein wichtiges Entgiftungsorgan: Nicht nur der Alkoholabbau geschieht über die Leber, auch jede organische Verbindung, sei es ein Farbstoff, ein Duftstoff oder die Chlorogensäuren aus dem Kaffee, muss in der Leber verarbeitet werden. Beim Abbau von Eiweißen entsteht in der Leber unter anderem Harnstoff.

Über den Harnstoffstoffwechsel kann die Leber direkt in den Säure-Basen-Haushalt eingreifen. Für den Aufbau von Harnstoff aus Eiweiß – bei der sogenannten Harnstoff-synthese – verbraucht die Leber auch basisches Bikarbo-nat. Über die Geschwindigkeit des Harnstoffaufbaus kann sich die Leber nun in das Säure-Basen-Geschehen im Organismus einmischen. Die Geschwindigkeit der Harn-stoffsynthese ist abhängig vom pH-Wert des Blutes. Bei einem optimalen Blut-pH-Wert von 7,4 läuft sie mittel-schnell ab. Bei einem Mangel an Bikarbonat im Blut sinkt der pH-Wert des Blutes leicht ab – die Leber verlangsamt die Harnstoffsynthese und verbraucht damit weniger Bikarbonat. Dadurch fällt aber mehr Ammoniak an, aus dem der Harnstoff sonst gebildet wird. Ammoniak wird dann über andere Wege umgebaut und über die Nieren ausgeschieden. Es scheint aber noch einen weiteren Weg der Einmischung der Leber in den Säure-Basen-Haushalt zu geben: In einigen wissenschaftlichen Abhandlungen ist erwähnt, dass die Leber, bei einem Säureüberschuss aus der Nahrung, Säuren abfangen, binden und sie vorüber-gehend lagern kann.

21 Sind auch die Knochen am Säure-Basen-Haushalt beteiligt?

Die Knochen sind unser größter Basenspeicher. 98 Pro-zent des gesamten Kalziumbestandes (ca. 1 kg) befinden sich im Knochen. Durch die Freisetzung basischer Mine-ralien trägt der Knochen entscheidend zur Aufrecht-erhaltung stabiler pH-Bedingungen bei. Dies geht bei langfristiger Übersäuerung allerdings zu Lasten der Sta-bilität der Knochen: Sie haben eine Pufferfunktion, die sie auf Kosten ihres Mineralstoffspeichers ausüben (→ Seite 84 ff.).

22 Unterliegt der Säure-Basen-Haushalt tageszeitlichen Schwankungen?

Seit einigen Jahren wird in der Medizin die Chronobiologie (griech. chronos = Zeit, bios = Leben) intensiv erforscht. Alle körperlichen Funktionen folgen offenbar einer »inneren Uhr«. Am bekanntesten: die tageszeitlichen Schwankungen bei Fieber. Auch der Säure-Basen-Haushalt folgt der inneren Uhr und orientiert sich wesentlich am Arbeitsrhythmus der Leber. Dieser Rhythmus kann sich individuell verschieben, je nach Lebensgewohnheiten und Typ. Gegen 14 Uhr weist die Leber die höchste Konzentration von Gallensäuren auf – dann, wenn wir in der Regel unsere Hauptmahlzeit verdauen. Friedrich Sander hat in vielen Untersuchungen festgestellt, dass Basenfluten (→ Frage 24) und -ebben in engem Zusammenhang mit dem Leberrhythmus stehen – obwohl Basenfluten vor allem dann entstehen, wenn Nahrung in den Magen gelangt. Nachts, wenn nicht gegessen wird, herrscht Basenebbe. In den frühen Morgenstunden kommt es bei gesundem Stoffwechsel zur Säureausscheidung im Urin durch die nachts entstandenen sauren Stoffwechselabfallprodukte.

23 Was sind Säurefluten?

An einer Urin-pH-Tageskurve (→ Seite 55 ff.) sieht man, bei einem gut funktionierenden Stoffwechsel, dass es mehrmals täglich zum Abfall des pH-Wertes kommt. Besonders der Morgenurin ist im Normalfall leicht sauer. Dies ist allerdings keine Säureflut, sondern eine natürliche Folge der nächtlichen Entgiftungsarbeit der Leber. Nachts herrscht im Körper Basenebbe – die Säuren aus der Stoffwechselarbeit der Leber werden am Morgen ausgeschieden. Jeder gesunde Stoffwechsel produziert im Laufe der Nacht Abfallprodukte, die als freie, aber auch als gebundene Säuren im Urin erscheinen.

24   Was sind Basenfluten?

Als Basenfluten bezeichnet man das phasenweise erhöhte Aufkommen von Basen im Organismus. Ein gesunder Organismus weist nach jeder Mahlzeit eine Basenflut auf, die sich durch einen höheren pH-Wert bemerkbar macht. Sie ist eine normale Folge der Spaltung von Kochsalz (Natriumchlorid) in den Belegzellen des Magens, die nach jeder Nahrungsaufnahme erfolgt. Dabei entsteht zum einen die für die Eiweißspaltung notwendige Magensäure, zum anderen das für die Herstellung der alkalischen Verdauungssäfte in Bauchspeicheldrüse und Dünndarm notwendige basische Natriumbikarbonat. Diese Säfte neutralisieren den aus dem Magen ankommenden sauren Speisebrei. Dabei entsteht wieder das neutrale Kochsalz, und die »Basenflut« ist beendet. Wie lange dies dauert, hängt davon ab, was Sie gegessen haben: Ein Apfel benötigt weniger als eine Stunde, Fleisch oder Käse rund vier Stunden, Kuchen oder Pizza etwa sechs Stunden. Wird innerhalb dieser Zeit wieder gegessen, kommt es einerseits zu einer erneuten Basenflut, andererseits wird die unvollständig verdaute Nahrung im Magen weitertransportiert und kann Verdauungsstörungen verursachen. Basenfluten führen zu einer Durchspülung des gesamten Gewebes und können nach Ansicht vieler Forscher und Erfahrungsmediziner saure Stoffe aus den Geweben spülen.

25   Welche Säure-Basen-Vorgänge spielen sich im Magen ab?

Der Magen spielt bei der Regulation des Säure-Basen-Haushalts eine größere Rolle als meist angenommen. Bei der Nahrungsaufnahme wird im Magen Salzsäure produziert, die das eiweißspaltende Enzym Pepsin aktiviert. Salzsäure kann sich nicht einfach im Magen tummeln, ohne die empfindlichen Schleimhäute zu reizen. Deshalb wird sie in »neutraler« Form als Kochsalz (Natriumchlorid) und Wasser in den Belegzellen des Magens bereitgehalten. Sobald ein Nahrungsmittel in den Magen gelangt, erhalten die Belegzellen den Impuls, Kochsalz und Wasser zu spalten. Daraus entstehen Salzsäure und die starke Base Natriumbikarbonat. Die Salzsäure wird ins Mageninnere abgegeben, das Bikarbonat gelangt über das Blut in die oberen Dünndarmbereiche, was als Basenflut bezeichnet wird. Der Magen produziert also nicht nur Säure, sondern ist auch die größte Basenfabrik im Körper.

26 Was ist der Kochsalzkreislauf?

Kochsalz (Natriumchlorid) ist in bestimmter Konzentration im Blut und in den Geweben enthalten. Es reagiert an sich neutral und gelangt aus dem Blut in die Belegzellen des Magens (Drüsenzellen der Magenschleimhaut). Dort wird es zu Salzsäure und Natriumbikarbonat umgebaut. Die Salzsäure gelangt in den Magen, anschließend in den Zwölffingerdarm. Das Natriumbikarbonat gelangt über das Blut direkt in den Zwölffingerdarm, wo es der Bauchspeicheldrüse zur Bildung der alkalischen Verdauungssäfte zur Verfügung steht. Die alkalischen Verdauungssäfte ermöglichen die Verdauung von Kohlenhydraten, Fetten und Eiweißen aus der Nahrung. Außerdem neutralisiert Natriumbikarbonat im Dünndarm die Salzsäure. Dabei entsteht erneut Kochsalz, das über das Blut wieder in die Belegzellen gelangt. Damit ist der Kreislauf geschlossen.

HINWEIS

Wie viel Salz?
Aufgrund des ausgeklügelten Kochsalzkreislaufs kommt der Körper mit einer geringen Salzzufuhr aus: 1 bis 2 g pro Tag genügen, 3 bis 6 g werden meist empfohlen. Viele Menschen nehmen 10 bis 30 g zu sich!

27 Hält der Körper Säuren und Basen selbstständig im Gleichgewicht?

Das Gleichgewicht des Säure-Basen-Haushalts beruht vor allem auf dem Zusammenspiel von Nieren, Lungen, Leber und Bindegewebe. Dieses hochkomplexe System ist darauf ausgelegt, auch dann zu funktionieren, wenn einzelne Organe vorübergehend weniger oder nicht arbeiten können. Die Bedeutung der Nährstoffzufuhr, besonders der Basenzufuhr durch die Nahrung, wird deutlich, wenn man sich klarmacht, dass die Organe sich nur dann optimal ergänzen, wenn sie ihre »Betriebsstoffe«, also ihre Nährstoffe und vor allem Basen, auch aus der Nahrung zur Verfügung gestellt bekommen.

28 Welche Organe reagieren empfindlich auf pH-Wert-Veränderungen?

Blut reagiert am empfindlichsten auf jede Veränderung des pH-Wertes. Als wichtigste Körperflüssigkeit wird es bei Schwankungen des pH-Wertes im Organismus immer sofort gepuffert: Sein pH-Wert wird vom Puffersystem des Körpers ausgeglichen. Daher liegt sein pH-Wert immer konstant zwischen 7,35 und 7,45, und pH-Verschiebungen wirken sich nicht direkt auf das Blut aus. Viel »gefährlicher« leben dagegen die Enzyme (→ Frage 29): Sie können nur dann optimal arbeiten, wenn sie einen bestimmten pH-Bereich in Verbindung mit einer für sie optimalen Körpertemperatur vorfinden. Dies gilt vor allem für die Enzyme des Verdauungstraktes. Auch die knochenaufbauenden Zellen, die sogenannten Osteoblasten, sowie ihre Gegenspieler, die knochenabbauenden Osteoklasten, reagieren sehr empfindlich auf pH-Wert-Veränderungen. Osteoblasten arbeiten lieber im basischen, Osteoklasten lieber im sauren Umfeld (Milieu). Der Knochenaufbau benötigt somit ein basisches Umfeld.

29 Was bedeutet es für den Organismus, dass Enzyme stark pH-Wert-abhängig sind?

Die lebenswichtigen Enzyme sind Proteine (Eiweiße), die im Körper vielfältige Aufgaben haben. Mehrere tausend von ihnen beschleunigen unseren Stoffwechsel. Eines haben sie alle gemeinsam: Sie brauchen eine bestimmte Betriebstemperatur und einen jeweils typischen pH-Wert. Bereits kleine Veränderungen des pH-Wertes bewirken, dass die Leistungsfähigkeit eines Enzyms auf die Hälfte sinkt. Ein Beispiel ist das Pepsin im Magen: Es benötigt einen sehr sauren pH-Wert, optimalerweise zwischen 2 und 3, der von der Salzsäure im Magen zur Verfügung gestellt wird. Ist der pH-Wert im Magen aber zu hoch, etwa bei Mangel an Magensäure, dann können Eiweiße aus der Nahrung nicht vorverdaut werden – Fäulnisprozesse sind die Folge. Ähnlich ist es mit der Fett- und Kohlenhydratverdauung im Zwölffingerdarm. Auch hier bestimmt der pH-Wert, in diesem Fall zwischen 7,5 und 8,5, ob die Nahrung richtig verdaut und damit verwertet werden kann.

30 Was sind basenabhängige Organe?

Als basenabhängige Organe bezeichnet man die Körperorgane, die auf ein basisches Milieu angewiesen sind, um optimal arbeiten zu können. In der Medizin nennt man sie basophil (wörtlich übersetzt: basenfreundlich). Der Begriff »basenabhängig« ist jedoch zutreffender. Basenabhängige Organe sind die Bauchspeicheldrüse, die Leber und die Drüsen des Zwölffingerdarmes, die ihre alkalischen Verdauungssäfte in den Zwölffingerdarm (oberer Dünndarmabschnitt) abgeben. Wichtige Verdauungsfunktionen der Bauchspeicheldrüse und der Leber können nur dann stattfinden, wenn der pH-Wert im Zwölffingerdarm deutlich höher als 7 ist. Um den optimalen Arbeits-pH-Wert von 7 bis 8 zu gewähren, enthalten die Verdauungssäfte im Dünndarm – Galle, Dünndarmsäfte und Bauchspeichel – alkalisches Bikarbonat. Jede Art der Übersäuerung, die nicht durch den Säure-Basen-Haushalt reguliert werden kann, führt auch zu einem Absinken des pH-Wertes im Zwölffingerdarm und stört so die Verdauungsvorgänge. Viele Verdauungsbeschwerden haben hier ihre Ursache.

31 Was sagt der Säure-Basen-Haushalt über Gesundheit und Wohlbefinden aus?

Der Säure-Basen-Haushalt spielt im Rahmen eines Routine-Checks beim Arzt eine sehr untergeordnete Rolle, weshalb im Rahmen einer »normalen« Untersuchung kein Säure-Basen-Status erstellt wird. Nur bei medizinischen Notfällen wird darauf geachtet. Das Verhältnis der Säuren und Basen spielt für das Wohlbefinden jedoch eine größere Rolle, als man bislang annimmt. Verschiebungen der Gleichgewichte im Säure-Basen-Haushalt äußern sich nur sehr langsam in wahrnehmbaren Symptomen. Seit vielen Jahrzehnten zeigen Beobachtungen von Medizinern und Forschern, dass ein Mensch, der das gesunde Verhältnis seiner Säuren und Basen aufrechterhält, über einen guten Allgemeinzustand verfügt und damit gesünder ist.

HINWEIS

Viele Mediziner sind der Ansicht, man müsse sich nicht sonderlich um den Säure-Basen-Haushalt kümmern. Mediziner richten ihr Augenmerk immer noch stark auf das Blut und zu wenig auf Binde- und Organgewebe. Wenn das Säure-Basen-Gleichgewicht des Blutes messbar gestört ist, befindet sich der Mensch in einem akut lebensbedrohlichen Zustand. Wenn das Säure-Basen-Gleichgewicht des Binde- und Organgewebes gestört ist, dann ist der Mensch »nur« chronisch krank.

STÖRUNGEN IM SÄURE-BASEN-HAUSHALT

Wie der Einstieg in die Grundlagen des Säure-Basen-Haushalts gezeigt hat, verfügt unser Organismus über eine beachtliche Reihe von Möglichkeiten, um seinen Säure-Basen-Haushalt im Gleichgewicht zu halten. Dennoch kann es unter bestimmten Bedingungen zu Störungen der gesunden Abläufe kommen. Auch hier sind einige Grundlagen zu klären, um Missverständnissen vorzubeugen. Denn: Störungen des Säure-Basen-Haushalts sind für den Arzt als reinen Schulmediziner und den Arzt oder Heilpraktiker als Erfahrungsmediziner nicht dasselbe. Für viele Anhänger der rein wissenschaftlich orientierten Medizin ist es sehr umstritten, inwiefern es die gefürchtete Übersäuerung und dadurch bedingte Übersäuerungskrankheiten überhaupt gibt. Erfahrungsmediziner dagegen beobachten seit Jahrzehnten Zusammenhänge zwischen Störungen im Säure-Basen-Haushalt, die sich als Basenmangel erweisen, und der Entstehung chronischer Erkrankungen. Die Erfolge, die mit reichlicher Basenzufuhr durch die Ernährung oder auch durch medizinische Präparate erzielt wurden und werden, bestätigen diese Beobachtungen und schaffen gleichzeitig neue Hoffnung in der Behandlung zahlreicher chronischer Erkrankungen. Seit einigen Jahren häufen sich Forschungsergebnisse, die Zusammenhänge zwischen Basenmangel in der Nahrung und Krankheiten belegen, etwa Osteoporose (→ Seite 84 ff.). Am Ende dieses Kapitels finden Sie einen Test, mit dessen Hilfe Sie einschätzen können, wie es aktuell um Ihr Säure-Basen-Gleichgewicht steht – eine Möglichkeit, sich krank machender Verhaltensweisen bewusst zu werden, und ein erster Schritt zu einer gesünderen Ernährung und Lebensweise. Auch die dem Buch beiliegenden Teststreifen helfen Ihnen bei der Einschätzung.

WAS GEHT IM KÖRPER VOR SICH?

32 **Was geschieht im Körper, wenn der Säure-Basen-Haushalt aus der Balance gerät?**

Was bei einer Verschiebung der gesunden pH-Werte im Körper passiert, kann man sich so vorstellen: Die für die Aufrechterhaltung des Säure-Basen-Haushalts zuständigen Systeme sind ununterbrochen bemüht, Säuren und Basen im Gleichgewicht zu halten. Wie gut sie das können, hängt vorrangig davon ab, wie viele Säuren und Basen dem Körper zugeführt werden und wie gut der Organismus Schwankungen ausgleichen kann.

Da kaum jemand zu viel der Basenlieferanten Obst und Gemüse isst, stellt sich die Frage nach einer Überversorgung mit Basen aus der Nahrung im Praxisalltag nicht. Eine dauerhaft zu hohe Säurezufuhr ist das vorherrschende Problem! Dabei kommen die Regulierungssysteme des Organismus (→ ab Seite 12) allmählich nicht mehr nach, sodass ein Teil der Säuren so lange im Körper – meist im Bindegewebe, aber auch in der Leber – gelagert wird, bis diese Säuren weiterverarbeitet werden können. Wenn über einen längeren Zeitraum zu viele Säuren mit der Nahrung zugeführt werden, dann entstehen dauerhaft Säuredepots – vorzugsweise im Bindegewebe.

Hier muss man auch unterscheiden zwischen den Regulationsvorgängen im Blut und den Regulationsvorgängen im Bindegewebe. In Medizinbüchern und somit auch überwiegend im Denken der Ärzte ist vom Säure-Basen-Haushalt nur in Bezug auf das Blut die Rede, da Abweichungen im Blut-pH-Wert schnell kritische Zustände auslösen. Solche Entgleisungen des Blut-pH-Wertes kommen aber selten vor, weshalb sie bei einer hausärztlichen Untersuchung kaum eine Rolle spielen. Dass auch das Bindegewebe eine wichtige Rolle im Säure-Basen-Haushalt spielt (→ Seite 36), ist zwar schon lange bekannt, wird aber meist beiseite gelassen.

33 Wie verläuft eine Störung des Säure-Basen-Gleichgewichts?

Störungen des Säure-Basen-Haushalts treten auf, wenn die Basenreserven des Körpers verbraucht werden, um den pH-Wert des Blutes im Gleichgewicht zu halten. Dies ist das zentrale Problem, mit dem wir uns hier beschäftigen: das allmähliche Verbrauchen unserer Basenreserven – ein Vorgang, der schleichend stattfindet und weder vom Arzt noch vom Betroffenen selbst leicht zu erkennen ist. Wenn der Säure-Basen-Haushalt beginnt, seine Puffervorräte anzugreifen, ist das für die wenigsten Menschen sofort spürbar. Da der Säure-Basen-Haushalt ständig arbeitet, entsteht zunächst ein Wechselspiel zwischen In-Balance-Halten und Aus-der-Balance-Kommen. Dies verursacht kleine Befindlichkeitsstörungen, die von vielen Menschen nicht oder nicht richtig gedeutet werden. Dies ist der Beginn einer latenten Übersäuerung, die schließlich chronisch werden kann (→ Frage 37 und 38).

34 Welche Anzeichen weisen auf zu viele Säuren im Körper hin?

Eine Überversorgung mit Säuren in unterschiedlichen Stadien besteht hierzulande bei den meisten Menschen, wie wir auch in der Praxis immer wieder feststellen können. Die Anzeichen reichen von zunehmender Tagesmüdigkeit, Schlafstörungen, Stimmungsschwankungen, Unruhezuständen, Verdauungsbeschwerden, Hautproblemen und Cellulite sowie erhöhter Infektanfälligkeit bis hin zu rheumatischen Beschwerden, hormonellen Problemen und chronischen Schmerzen, um nur die wichtigsten zu nennen. Das Problem in der Diagnosestellung: All diese Symptome können ebenso Ausdruck einer anderen gesundheitlichen Störung sein, weshalb man sie nicht unmittelbar mit einer Übersäuerung in Verbindung bringt.

35 Welche unterschiedlichen Auffassungen gibt es aus medizinischer Sicht zum Säure-Basen-Gleichgewicht?

Die etablierte Meinung der Mediziner lautet, dass der Säure-Basen-Haushalt ein Regulierungssystem ist, das sich selbst versorgt und stets in Balance hält – Ausnahmen seien lediglich die akute Azidose (Übersäuerung) und die akute Alkalose (ein übermäßiges Zuviel an Basen). Wenn es zu solchen Entgleisungen kommt, dann entsteht innerhalb kürzester Zeit eine lebensbedrohliche Situation, die der intensivmedizinischen Versorgung bedarf. Gemeint sind damit immer die gefährlichen Verschiebungen der Säure-Basen-Situation, also des pH-Wertes, im Blut. Da diese Entgleisungen relativ selten vorkommen, wird der Säure-Basen-Haushalt im Rahmen einer ärztlichen Routineuntersuchung nicht berücksichtigt.

Aus erfahrungsmedizinischer Sicht dagegen gibt es zwischen einem ausgeglichenen Säure-Basen-Haushalt und einem lebensbedrohlichen Entgleisen einige Nuancen: von der beginnenden latenten Übersäuerung mit einzelnen, schwer zuzuordnenden Anzeichen bis hin zur chronischen Übersäuerung mit vielfältigen Symptomen (→ Seite 30 und 43). Die lebensbedrohliche akute Übersäuerung wird lediglich als selten eintretender Extremfall angesehen. Die Erfahrungsmedizin richtet ihr Augenmerk auf die Regulationsvorgänge im gesamten Säure-Basen-Haushalt – auch darauf, was im Bindegewebe und im gesamten Organismus geschieht, wenn Basen fehlen bzw. zu viele Säuren vorhanden sind.

Fazit: Es ist wenig sinnvoll, den Hausarzt nach einer Säure-Basen-Bestimmung zu fragen, die aus seiner Sicht nur in der Intensivmedizin erforderlich ist. In der erfahrungsmedizinischen Praxis aber interessiert uns die latente Übersäuerung, denn sie steht am Anfang vieler gesundheitlicher Störungen.

36 Was ist eine akute Übersäuerung?

Die akute Übersäuerung (Azidose) ist ein lebensbedrohlicher Zustand und hat mit der latenten Übersäuerung des Bindegewebes nichts zu tun. Eine akute Azidose entsteht, wenn die Puffermöglichkeiten des Blutes überschritten oder erschöpft sind (→ Seite 14).

H I N W E I S

Mögliche Ursachen für eine akute Azidose

➤ Nierenfunktionsstörung (sogenannte Niereninsuffizienz), bei der nicht mehr genügend saure Ionen ausgeschieden und nicht mehr genügend basische Ionen resorbiert werden können.

➤ Unvollständiger Fettabbau im Rahmen von Diabetes (»Zuckerkrankheit«) oder nach längerem Fasten. Dabei entsteht ß-Oxybuttersäure oder Acetessigsäure. Man spricht in diesem Zusammenhang von der diabetes- oder fastenbedingten Ketoazidose (zu hohe Konzentration sogenannter Ketonkörper im Blut).

➤ Stark vermehrte Aufnahme saurer Ionen aus der Nahrung oder aus Arzneimitteln.

➤ Vermehrter Abbau von Kohlenhydraten zu Milchsäure, etwa bei Sauerstoffmangel im Gewebe sowie bei körperlicher bzw. sportlicher Überlastung.

➤ Basenverlust, weil die Nieren zu viele Basen (Bikarbonate) ausscheiden, etwa bedingt durch bestimmte Medikamente oder starken Durchfall.

➤ Verminderung der Lungenfunktion, etwa bei Bronchialasthma.

➤ Verminderter Atemantrieb als Folge neurologischer Erkrankungen, eingeschränkter Lungenfunktion oder von Vergiftungen.

Diese Entgleisungen treten erst dann auf, wenn die Blutpuffer erschöpft sind (→ Seite 14)!

37 Was ist eine latente Übersäuerung?

Diesen Begriff hat Friedrich Sander (→ Frage 71) in den 1930er-Jahren geprägt. Begleitend zu vielen chronischen Krankheiten stellte er eine latente Azidose fest. Diese zeigt sich nach Sander, wenn die Säuredepots im Bindegewebe überfüllt, die Basendepots geleert sind. Der Zustand ist durch die damals wie heute in der Medizin übliche Methode der Blutgasanalyse nicht zu erfassen und wird daher oft vernachlässigt. Sander entwickelte die sogenannte AQ-Methode (→ Seite 65), um die latente Azidose zu erfassen – den Zustand zwischen Säure-Basen-Gleichgewicht und dem medizinischen Notfall akute Azidose. Der Blut-pH-Wert ist hier noch stabil.

Mögliche Ursachen für eine latente Azidose

➤ Ernährung mit zu viel tierischem Eiweiß wie Fleisch Wurst, Käse, Milch, Sahne, Fisch, Krustentiere etc.

➤ Mangelhafte Zufuhr von frischem (!) Obst und Gemüse, frischen Kräutern und frischen Keimlingen.

➤ Chronische Darmgärung durch schlechtes Kauen, zu schnelles und zu häufiges Essen. Dabei kann die Nahrung nicht vollständig abgebaut werden, und es bleiben – oft saure – Zwischenprodukte zurück.

➤ Regelmäßiges Essen bei Nacht.

➤ Hoher Alkoholkonsum.

➤ Chronische Nierenschwäche.

➤ Sauerstoffmangel im Gewebe, auch bedingt durch Herzerkrankungen.

➤ Diabetes und andere Stoffwechselerkrankungen.

➤ Medikamenteneinnahme, insbesondere Protonenpumpenhemmer, Acetylsalicylsäure und Cortison.

➤ Dauerstress.

➤ Mangel an Bewegung.

➤ Dauerhafter Schlafmangel.

38 Was ist eine chronische Übersäuerung?

Mit dem Begriff chronische Übersäuerung ist eine Übersäuerung des Bindegewebes gemeint, die Friedrich Sander als »latente Azidose« bezeichnet. Der populäre Begriff chronische Übersäuerung und der wissenschaftliche Begriff latente Azidose sind gleichbedeutend und beziehen sich jeweils auf den Zustand des Bindegewebes und damit auch auf die daraus folgenden Auswirkungen auf den gesamten Organismus (→ Seite 36 f.).

39 Wie schnell kommt es zu einer latenten Übersäuerung?

Wie schnell es bei entsprechenden Voraussetzungen zu einer latenten beziehungsweise chronischen Übersäuerung kommt, hängt im Wesentlichen von der individuellen Stoffwechselleistung und vom Allgemeinzustand des Organismus ab. So können extreme Stressphasen gekoppelt an Schlafmangel und eine zeitweise säurelastige Ernährung schnell wieder ausgeglichen werden, wenn der betroffene Mensch sich sonst in einem guten Allgemeinzustand befindet. Es handelt sich dabei nur um einen vorübergehenden Zustand der Übersäuerung durch gewisse Extreme in der Lebensführung. Auch jeder grippale Infekt sowie zum Beispiel auch alkoholische Exzesse gehen im Prinzip mit einer vorübergehenden Übersäuerung einher, die der Körper schließlich selbst wieder ausgleicht.

Die natürlichen Schwankungen im Urin-pH-Wert nehmen an solchen »sauren« Tagen keinen rhythmischen Verlauf. Wenn säuernde Verhaltensweisen lange oder wiederholt – über Jahre – vorkommen und der betroffene Mensch sich nicht um einen Ausgleich in der Lebensführung und vor allem in der Ernährung kümmert, kann daraus im Lauf von Wochen oder Monaten eine chronische Übersäuerung entstehen.

Basen sind oft Mangelware

40 Gibt es auch eine akute sowie eine latente und eine chronische Alkalose?

Von einer Alkalose spricht man, wenn im Körper ein übermäßiger Basenüberschuss besteht. Durch die Puffersysteme des Blutes wird eine Alkalose im Normalfall ebenso wie die Azidose verhindert. Reichen die Puffersysteme nicht mehr aus, um den Basenüberschuss aufzufangen, dann kommt es zu einer akuten Alkalose, die genau wie die akute Azidose ein intensivmedizinisch zu betreuender Notfall ist. Eine mögliche Ursache für eine solche Stoffwechselentgleisung kann starkes Erbrechen sein. Auch die übermäßige Zufuhr von Basen in Form von Infusionen kann eine akute Alkalose hervorrufen. Auch Hyperventilation als Ausdruck einer psychischen Extremsituation mit Übererregung kann durch das verstärkte Abatmen von Kohlendioxid ebenfalls zur Alkalose führen. Es ist jedoch noch kein Fall bekannt, dass ein Mensch durch zu viele Basen in der Nahrung eine akute Alkalose bekommen hätte.

Im Prinzip kann es auch eine latente oder chronische Alkalose geben. Sie kann entstehen, wenn es über einen längeren Zeitraum zu einem langsam ansteigenden Basenüberschuss kommt. Angesichts der in den westlichen Industriestaaten üblichen säureüberschüssigen Ernährung und Lebensweise ist die latente oder chronische Alkalose jedoch reine Theorie. Die vielen Säurebildner in der Nahrung und die »säuernde« Lebensweise wirken ihr automatisch entgegen. In der Praxis sind daher bislang keine Fälle von latenter oder chronischer Alkalose bekannt. Die Entstehung einer solchen wäre lediglich durch die hochdosierte Einnahme von Basenpräparaten über mehrere Monate hinweg denkbar.

41 Kann ich durch basenüberschüssige Ernährung eine Alkalose bekommen?

Theoretisch wäre das möglich, in der Praxis ist es aber aus verschiedenen Gründen mehr als unwahrscheinlich: Zum einen benötigt der Körper wesentlich mehr Basen als Säuren – so auch die Meinung vieler Forscher wie Berg, Sander und Jörgensen. Zum anderen ist die reale Gefahr, dass ein Mensch sich dauerhaft rein basisch ernährt, sehr gering, denn abgesehen von Obst und Gemüse sind die meisten Nahrungsmittel Säurebildner.

42 Warum wird immer nur die Übersäuerung bekämpft?

Die Übersäuerung wird deshalb bekämpft, weil seit rund hundert Jahren immer mehr Zusammenhänge zwischen latenter Übersäuerung und der Entstehung von Krankheiten entdeckt wurden. Die latente Alkalose gibt es nur in der Theorie: Es sind keine Fälle bekannt, in denen chronische Krankheiten auf eine latente Alkalose zurückzuführen sind. Selbst wer nur Obst und Gemüse isst, ernährt sich damit lediglich basenüberschüssig, denn diese enthalten neben den vorherrschenden basenbildenden Inhaltsstoffen auch säurebildende. Ragnar Berg spricht daher auch vom »Basenüberschuss« bzw. vom »Säurenüberschuss« in Lebensmitteln.

43 Bildet der Körper Basen nicht selbst?

Basen kann der Körper nur bilden, wenn er gleichzeitig eine Säure bildet. Dies geschieht in den sogenannten Belegzellen der Magenschleimhaut. Diese produzieren aus Kochsalz Salzsäure, deren negativ geladenes Chlorid im Magen die Eiweiße vorverdaut. Das positiv geladene Natrium aus dem Natriumchlorid (Kochsalz) wird zum Bestandteil des basischen Natriumbikarbonats, das über das Blut zu den basenabhängigen Organen Leber, Gallenblase, Dünndarmdrüsen und Bauchspeicheldrüse gelangt, wodurch die Verdauung erst optimal funktionieren kann. Dieses Geschehen nennt man »Basenflut«. Sie ebbt wieder ab, sobald die Magenverdauung beendet ist. Das basische Bikarbonat wird dabei wieder neutralisiert und teilweise ausgeschieden. Säuren dagegen entstehen als Abbauprodukte des Stoffwechsels und müssen ausgeschieden werden – wofür sie meist an Basen aus der Basenreserve des Körpers gebunden werden müssen. Dabei verringern sich die Basenreserven, wenn der Basennachschub durch die Nahrung nicht gewährleistet ist.

H I N W E I S

!

Nach Remer und Manz (→ Frage 137) erzeugt ein 70 kg schwerer Mensch täglich zunächst unabhängig von der aufgenommenen Nahrung 46 Millival nierenpflichtige Säure. Um diese zu neutralisieren, müssen täglich etwa 1,5 Kilo frisches Obst und Gemüse verzehrt werden!

»SÄURENLAGER« IM KÖRPER

44 Was geschieht mit Säuren, die nicht ausgeschieden werden können?

Säuren, die der Körper nicht verwenden oder gerade nicht ausscheiden kann, weil die Ausscheidungsorgane überlastet sind, werden im Organismus »zwischengelagert«. Ein bevorzugter Ort für eine vorübergehende oder langfristige Säuredeponie ist das Bindegewebe. Die Säuren werden dort an Kollagenfasern und Proteine gebunden und befinden sich in einer Art Warteschleife, bis sie über Haut oder Nieren ausgeschieden werden können. Es gibt zahlreiche Beobachtungen, dass bei einer chronischen Übersäuerung die an Proteine gebundenen Säuren nicht mehr ausgeschieden werden können (→ Frage 47).

45 Warum werden Säuren so bevorzugt im Bindegewebe zwischengelagert?

Das Bindegewebe bietet sich geradezu an, störende Stoffe einzulagern. Zum einen verfügt der Körper über eine große Menge an Bindegewebe, zum anderen steht dieses in seiner Bedeutung für das Überleben hinter dem Blut. Das Bindegewebe ist eine Art Umschlagplatz für den Stoffwechsel. Hier kreuzen sich die Wege der Blutgefäße, der Nervenbahnen, der Lymphe, und es finden sich hier jede Menge Abwehrzellen des Immunsystems. Das Bindegewebe wird gern als eine Art Abfall-Zwischenlager verwendet, bis die Ausscheidungsorgane, hier vor allem die Nieren, wieder Kapazitäten frei haben. Das Bindegewebe wird daher oft als Vorniere bezeichnet.

46 Was geschieht im Bindegewebe, wenn zu viele Säuren anfallen?

Im Bindegewebe werden Säuren an Eiweiße (Proteine) und an die strukturgebenden kollagenen Fasern gebunden. In kleinem Umfang sind solche Säureeinlagerungen nicht problematisch. Werden jedoch über einen längeren Zeitraum mehr Säuren eingebaut als ausgeschieden, kommt es zu typischen Bindegewebsveränderungen – der Cellulite. Die als unschöne Dellen sichtbaren Fettansammlungen, auch Orangenhaut genannt, sind Zeichen einer Übersäuerung des Gewebes und entstehen immer ausgehend von der Ernährungsweise. Diese Veränderungen des Bindegewebes sind nicht nur ein ästhetisches Problem: Da das Bindegewebe eine wichtige Transportstrecke für Stoffe aller Art, auch für Hormone, darstellt, können Blockierungen im Bindegewebe Störungen des gesamten Stoffwechsels hervorrufen, den Hormonhaushalt beeinträchtigen, die Arbeit des Immunsystems behindern und Schmerzen verursachen.

47 Oft liest man von den sogenannten Stoffwechsel- oder Säureschlacken. Gibt es die wirklich?

Am Begriff »Schlacken« stoßen sich viele Wissenschaftler. Dazu ist es hilfreich, zu verstehen, woher dieser Name kommt: Schlacke ist eigentlich ein Rückstand aus einem thermischen Prozess, der etwa bei der Verbrennung von Steinkohle oder der Eisenherstellung im Hochofen entsteht. Bei der Verdauung sprechen wir von einer »Verbrennung« der Nahrungsmittel. Dabei entstehen ebenfalls Abfallstoffe. »Schlacke« ist im medizinischen Bereich kein eleganter Begriff. »Ablagerungen« oder »Ausscheidungsprodukte des Stoffwechsels« klingt besser – meint aber dasselbe. Von Schlacken oder Ablagerungen spricht man, wenn sich Stoffe, die der Körper nicht weiterverwenden kann und eigentlich ausscheiden sollte, stattdessen im Körper ablagern. Bekannt sind etwa Harnsäureablagerungen in den Gelenken, die zu Gicht führen, oder Ablagerungen an den Gefäßen, deren Folge die Arteriosklerose ist. Ragnar Berg beschrieb, dass Chlorid (aus Kochsalz) im Bindegewebe eingelagert wird und in dieser Form wesentlich zur Alterung des Gewebes beiträgt.

48 Können Medikamente den Säure-Basen-Haushalt stören?

Die meisten Medikamente können den Säure-Basen-Haushalt beeinflussen. Ob und in welchem Ausmaß sie es tun, hängt davon ab, wo und wie sie wirken. Bei manchen Medikamenten ist der Wirkstoff selbst ein Säurebildner, etwa bei Acetylsalicylsäure. Die Einnahme über längere Zeit und in größeren Mengen kann den Säure-Basen-Haushalt nachhaltig stören, vor allem wenn noch andere Faktoren wie säureüberschüssige Nahrung, Stress und Bewegungsmangel dazukommen.

Wenn Sie wissen wollen, wie es um Ihren Säure-Basen-Haushalt steht, dann nehmen Sie ihn mit unserem dreiteiligen Test ohne viel Aufwand einmal unter die Lupe. Seien Sie ehrlich zu sich selbst!

Teil 1: Wie sauer ist Ihre Lebensweise?

Im ersten Testteil geht es um Ihre Gewohnheiten, vor allem Ihre Ernährungsgewohnheiten.

➤ Notieren Sie sich zunächst anhand der folgenden Tabelle, was Sie zu Ihren Mahlzeiten bevorzugt zu sich nehmen. (Finden Sie ein Lebensmittel in der Liste nicht, sehen Sie in der Tabelle ab Seite 130 nach.) Tragen Sie die Lebensmittel auf einem Blatt Papier in zwei Spalten ein: eine für sauer, eine für basisch. Aber natürlich gilt: Wenn Sie mittags ein Brötchen mit Butter und Käse essen, dazu eine große Schüssel grünen Salat, haben Sie drei säuernde Komponenten und eine basische – dennoch kann der basenbildende Anteil Ihrer Mahlzeit mengenmäßig überwiegen. Schreiben Sie deshalb neben jedes Lebensmittel das ungefähre Gewicht. Am Ende ziehen Sie Bilanz. Die Getränke notieren Sie in Milliliter oder Liter und ziehen am Ende ebenso Bilanz.

Überwiegen bei Ihren Speisen deutlich die säurebildenden Bestandteile, geben Sie sich auf einem Zettel 3 rote Punkte. Überwiegen die basenbildenden, bekommen Sie 3 grüne. Halten sich säure- und basenbildende Anteile in etwa die Waage, geben Sie sich 1 roten Punkt. Bei den Getränken gibt es 1 roten Punkt für Säureüberschuss, 1 grünen für Basenüberschuss und 0 Punkte für ein eher ausgewogenes Verhältnis.

Natürlich ist dieser Test nicht absolut genau – die Aufstellung zeigt Ihnen aber eine Tendenz an, vor allem, wenn Sie den Test an mehreren Tagen machen.

FRÜHSTÜCK

Säurebildner	Basenbildner
Brot oder Brötchen (auch Voll-korn), andere Backwaren u. Mehlspeisen aus Getreide	basisches Müsli (→ Seite 204)
Butter, Margarine	frisches Obst
Süße Aufstriche, Erdnuss-butter	frisches Gemüse
Wurst und Schinken	frisch gepresster Obst- oder Gemüsesaft
Räucherfisch	Trockenfrüchte
Fisch- oder Fleischpasteten	Mandelmus
Käse oder Frischkäse	Mandeln, Walnüsse, Sonnen-blumenkerne
Eier, ganz	milde Sprossen
Joghurt, Quark, Sahne	Ahornsirup, Agavendicksaft
Müsli, Cornflakes o. Ä. mit Milch/Joghurt/Früchten	Früchtekompott ohne Zucker- oder Honigzusatz
Milchreis, Grieß- und Hafer-flockenbrei, Frischkornbrei	

MITTAGESSEN

Säurebildner	Basenbildner
Fleisch, Fisch, Geflügel	Gemüse, roh oder gekocht
Nudeln oder Reis (auch Voll-korn), Polenta (Mais)	Kartoffeln
Brot, Brötchen (auch Voll-korn), andere Backwaren u. Mehlspeisen aus Getreide	Pilze
	grüne Salate
	Rohkostsalate
Pizza, Überbackenes	Kräuter und Sprossen
Hülsenfrüchte, Spargel, Rosenkohl	Oliven
Fertiggerichte, Fastfood, Fertigsaucen	vegetarische Aufstriche (ohne Knoblauch, Milchprodukte und Getreideanteil!)
Sahne- oder Käsesaucen	Obstsalat aus frischen Früchten
Joghurt, Quark, Frischkäse	Gemüse im Glas (ohne Süßungsmittel, Essig und Milchprodukte)
Tofu, Sojaprodukte	
Essiggurken, Mixed Pickles	

ZWISCHENMAHLZEITEN

Säurebildner	Basenbildner
Fruchteis u. Wassereis	Mandeln
Gummibärchen, Bonbons	Trockenobst
Chips, Flips etc.	frische Walnüsse
Schokolade, Kekse, Gebäck	Oliven
Müsliriegel, Schokoriegel	
Joghurt, Quark, Pudding,	
Milchreis u. Ä.	
Nüsse (außer Mandeln und	
frische Walnüsse)	

GETRÄNKE

Säurebildner	Basenbildner/neutral
Kaffee (auch koffeinfrei), Espresso	Stilles Wasser (auch Leitungs-wasser), wirkt neutral
Schwarzer/Grüner Tee	Kräutertees
Eistee, Früchtetee, Rooibostee	Ingwertee
Softdrinks (Fruchtsaftge-tränke, Limonaden u. Ä.)	Frisch gepresste Obst- oder Gemüsesäfte ohne Zucker-zusatz
Wasser mit Kohlensäure, Ka-kao, Milch, Molke, Kefir u. Ä.	
Fertige Säfte	Kanne Brottrunk
Alkoholische Getränke	

Neben dem Essen spielen auch Bewegung, An- und Entspannung sowie Schlaf eine Rolle im Säure-Basen-Gleichgewicht. Für die Antworten mit den »–«-Zeichen bekommen Sie jeweils einen roten Punkt, für die Antworten mit den »+«-Zeichen einen grünen:

➤ **Mahlzeiten:**
– Ich esse eher zu unregelmäßigen Zeiten und gern auch mal nebenbei.
– Oft esse ich in Eile, oder ich lese nebenher oder schaue einen Film.
– Ich liebe ein gutes Abendessen und nasche auch gern mal nachts.
– Frühstück ist eher nicht so mein Ding ...

+ Ich esse meist zu regelmäßigen Zeiten und genieße meine Mahlzeiten in Ruhe.
+ Dazwischen mache ich meist mehrere Stunden Essenspause.
+ Bei mir gilt der Spruch »Frühstücken wie ein Kaiser, Mittagessen wie ein Bauer und Abendessen wie ein Bettler«.
+ Naschen, Kaffeepause und Alkohol gibt es bei mir selten.

➤ **Bewegung:**
– Ich bin eine »Couch-Potato«, Sport nehme ich mir höchstens mal vor.
– Ich mache weniger als 3-mal pro Woche Sport von 40 bis 60 Minuten. **Alternativ:** Ich mache nur einmal pro Woche eine Stunde Sport.
+ Ich mache mindestens 3- bis 4-mal wöchentlich 40 bis 60 Minuten Ausdauersport: Laufen, Walken, Joggen, Radfahren, Schwimmen. **Alternativ:** Ich übe eine Sportart 4- bis 5-mal wöchentlich ca. 30 Minuten aus.

➤ **Stress und Erholung:**
– Ich empfinde mein Leben berufsbedingt/aus familiären/anderen Gründen oder/und weil ich unzufrieden bin als stressig.
– Ich schaffe es nicht, genügend wirklich wirksame Erholungsphasen einzubauen.
+ Ich empfinde mich nicht als gestresst, bin einigermaßen zufrieden und halte mein Leben in der Regel in einer guten Balance zwischen Stress und Erholung.

➤ **Schlaf:**
– Ich schlafe weniger als 7 bis 8 Stunden pro Nacht.
+ Ich schlafe nur in Ausnahmefällen weniger als 7 bis 8 Stunden pro Nacht.

Wie sieht Ihr Zettel mit den grünen und roten Punkten nun aus? Liegen Sie »im grünen Bereich«, oder »sehen Sie Rot«?

Teil 2: Wie steht es um Ihren Säure-Basen-Haushalt?
Schauen Sie bei Tageslicht ohne weitere Beleuchtung in
einen nicht getönten Spiegel, und beurteilen Sie:

ja   nein

➤ Sind Ihre Augen strahlend und klar?
➤ Ist Ihre Hautfarbe frisch und rosig?
➤ Ist Ihr Hautbild ebenmäßig, rein und glatt?
➤ Sind Ihre Haare glänzend und elastisch?
➤ Sind Ihre Nägel elastisch, ohne Rillen und
   Einrisse?
➤ Ist Ihre Zunge glatt, sauber und glänzend?
➤ Liegt Ihr Gewicht im Normalbereich?
➤ Ist Ihr Gewebe straff und elastisch, ohne
   sichtbare oder spürbare Wassereinlage-
   rungen?

Wenn Sie 6- bis 8-mal mit Ja antworten konnten, müssen
Sie sich um Ihren Säure-Basen-Haushalt keine Sorgen
machen. Eine basenüberschüssige Kost hilft Ihnen, ge-
sund zu bleiben. Je öfter Sie mit Nein antworten muss-
ten, umso notwendiger ist eine Entsäuerungskur für
Sie: Streichen Sie alle Säurebildner in Ihrer Nahrung
(→ Seite 138) und möglichst auch in Ihrer Lebensweise
(→ Seite 71 f.) für ein bis zwei Wochen, und wiederholen
Sie diesen Test danach.

**Teil 3: Ist meine Gesundheit bereits durch Übersäue-
rung beeinträchtigt?**
Viele leiden seit Jahren an bestimmten Gesundheitsstörungen oder Krankheiten, ohne je darüber nach-
zudenken, dass diese durch Störungen im Säure-
Basen-Haushalt entstanden sein können. Viele Erkrankungen gehen einher mit latenter Übersäuerung, oder
richtiger: einem Basenmangel. Nehmen Sie sich die Zeit,
die Liste auf der rechten Seite genau durchzugehen.

Leiden Sie an einer der folgenden gesundheitlichen Störungen?

	ja	nein
➤ Allergien, auch Heuschnupfen		
➤ Arthritis, auch rheumatoide		
➤ Bluthochdruck		
➤ Diabetes mellitus Typ II (Zuckerkrankheit)		
➤ Durchfall		
➤ Endometriose		
➤ Entzündungen, auch Schleimhautentzündungen		
➤ Erhöhter Cholesterinspiegel		
➤ Fibromyalgie		
➤ Gicht		
➤ Hauterkrankungen, auch allergisch bedingte		
➤ Hormonelle Störungen		
➤ Infektanfälligkeit		
➤ Magen-Darm-Erkrankungen (Gastritis, Magengeschwüre)		
➤ Migräne		
➤ Osteoporose		
➤ Prämenstruelles Syndrom (PMS)		
➤ Reizdarm		
➤ Rheumatische Erkrankungen		
➤ Schmerzhafte Erkrankungen des Bewegungsapparates		
➤ Schmerzen, auch Regelschmerzen		
➤ Sklerose der Herzkranzgefäße		
➤ Störungen der Wundheilung		
➤ Verstopfung mit oder ohne Blähungen		
➤ Wachstumsverzögerung bei Kindern		
➤ Wechseljahrebeschwerden		
➤ Weichteilrheumatismus		
➤ Zyklusstörungen der Frau		

Wenn Sie einmal oder mehrmals Ja sagen mussten, dann können Sie davon ausgehen, dass Sie bereits eine Gesundheitsbeeinträchtigung durch Basenmangel haben.

BEURTEILUNG UND MESSUNG DES SÄURE-BASEN-HAUSHALTS

In diesem Buch beschäftigen wir uns mit chronischen Störungen des Säure-Basen-Haushalts – die lebensbedrohlichen Zustände einer akuten Übersäuerung oder einer akuten Alkalose dagegen sind Notfälle und bedürfen intensivmedizinischer Versorgung (→ Frage 36 und 40).
Die chronischen oder latenten Störungen im Säure-Basen-Haushalt sind nicht mit einer einfachen Messmethode erfassbar. Vermutlich ist das einer der Hauptgründe, weshalb sich die routinemäßige Betrachtung des Säure-Basen-Haushalts in der allgemeinmedizinischen Praxis bislang nicht etablieren konnte. Es gibt dagegen zahlreiche Ansätze der Erfahrungsmedizin, den Säure-Basen-Haushalt mit verschiedenen Mess- und Untersuchungsmethoden zu beurteilen.
Allein die Tatsache, dass sich der pH-Wert des Blutes und die Blutpuffer nicht ohne größeren Aufwand messen lassen und der Zustand des Bindegewebes nur indirekt zu beurteilen ist, führte und führt in der Fachwelt zu zahlreichen Diskussionen, an denen auch wir uns seit vielen Jahren rege beteiligen.
Entscheidend für die Qualität einer Messmethode ist für uns ihr Preis-Leistungs-Verhältnis, also ihre Kosten im Vergleich zu ihrer Zuverlässigkeit und Aussagekraft, und wie einfach und schnell sie durchführbar ist. Unter diesen Kriterien fallen viele Methoden durch unser Sieb. Nur dann, wenn eine Methode aussagekräftig, bezahlbar und leicht durchzuführen ist, können wir sie Ihnen wie auch unseren Patienten als sinnvoll und hilfreich empfehlen.
Sie finden in diesem Kapitel die gängigsten Messmethoden erläutert und können sich auf diese Weise auch selbst einen Überblick über das Für und Wider der einzelnen Messverfahren verschaffen.

AUSSAGEKRÄFTIGE MESSUNG UND DIAGNOSE

49 Kann man genau feststellen, in welchem Zustand sich der Säure-Basen-Haushalt befindet?

Diese Frage beschäftigt Therapeuten und Wissenschaftler schon seit Jahrzehnten. Bis heute ist es nicht gelungen, eine Methode zu entwickeln, die eine hundertprozentige Aussage über den Säure-Basen-Haushalt machen kann. Es sind aber in den letzten 80 Jahren verschiedene Geräte und Methoden entwickelt worden, die einen mehr oder weniger guten Einblick in den Säure-Basen-Haushalt geben. Auf Seite 243 finden Sie Hilfe zur Suche von entsprechenden Therapeuten oder Labors.

Auch in der streng naturwissenschaftlich orientierten Medizin gibt es keine hundertprozentigen Diagnoseverfahren. Jedes Verfahren weist gewisse Fehlerquoten auf. Selbst bei der normalen Blutuntersuchung kommen Messfehler vor – so verhält es sich auch bei den Messmethoden zum Säure-Basen-Haushalt. Dennoch können sie, in Verbindung mit einem ausführlichen Gespräch zur Krankengeschichte (Anamnese) hilfreich sein.

50 Kann man einem Menschen ansehen, in welchem Zustand sich sein Säure-Basen-Haushalt befindet?

Therapeuten, die mit der Antlitzdiagnostik arbeiten, sehen ihren Patienten viele Gesundheitsstörungen an. Meist sind diese Therapeuten naturheilkundlich arbeitende Ärzte oder Heilpraktiker, die auf einen jahrelangen Erfahrungsschatz mit der Antlitzdiagnostik zurückgreifen können. Die Antlitzdiagnostik ermöglicht dem Therapeuten, sich innerhalb kürzester Zeit durch eine genaue Betrachtung des Patienten ein Bild über dessen Gesundheitszustand zu machen, auch über seinen Säure-Basen-Haushalt.

Ausschlaggebend für die Beurteilung ist der Zustand von Haut, Haaren, Zunge und Bindegewebe. Oft werden dabei auch Fingernägel und Zähne berücksichtigt. Auch der seelische Zustand des Patienten gibt dem Therapeuten Auskunft über dessen Säure-Basen-Haushalt. Man spricht hier von Erfahrungsheilkunde, weil diese sich jahrhundertelange Erfahrung zunutze macht: Als es die Apparatemedizin noch nicht gab, waren Ärzte darauf angewiesen, das Aussehen ihrer Patienten (und deren Ausscheidungen) genau zu betrachten, um festzustellen, woran der Patient litt. Sicher ersetzt die Antlitzdiagnostik keine medizinische Diagnosestellung, aber sie ist sehr hilfreich, um schnell zu überblicken, was sich im Patienten abspielt und welche Organe damit zu tun haben.

51 An welchen Anzeichen erkennt man bei einem Menschen eine Übersäuerung?

Therapeuten, die sich bei der Behandlung ihrer Patienten auf die Berücksichtung des Säure-Basen-Haushalts spezialisiert haben, sehen ihren Patienten eine Übersäuerung meist an. Bei solchen Therapeuten handelt es sich in der Regel um naturheilkundlich arbeitende Ärzte oder Heilpraktiker, die auf jahrelange Erfahrungen mit der Beobachtung äußerlicher Übersäuerungsanzeichen zurückgreifen können. Für einen ungeübten Menschen ist es dagegen schwierig zu beurteilen, ob die bestehenden Symptome auf Übersäuerung oder auf eine andere Ursache zurückzuführen sind: Müdigkeit, Vitalitätsverlust, Verdauungsprobleme, Hautunreinheiten, entzündliche Hautrötungen, Verlust der rosigen Gesichtsfarbe, brüchige Nägel, stumpfe, glanzlose Haare, Rötungen, Entzündungen, Veränderung von Urin und Stuhl – alles keine Anzeichen, die nur und eindeutig für eine Übersäuerung sprechen. So können Hautunreinheiten auch eine Folge von Nahrungsmittelunverträglichkeiten oder von hormonellen Störungen sein. Eine graue, ungesunde Gesichtsfarbe kann zusätzlich durch langjährigen Alkohol- und/oder Nikotinmissbrauch oder durch Vitamin- und Mineralienmangel bedingt sein. Die Anzeichen, die für eine Übersäuerung sprechen, sind daher keine sicheren Symptome. Es gilt jedoch: Je mehr solcher Anzeichen vorhanden sind, umso wahrscheinlicher ist die Übersäuerung als Ursache oder wenigstens Miturache. Der geübte Therapeut kann auf diese Weise die Wahrscheinlichkeit einer Übersäuerung feststellen. Zusätzlich gibt die Befragung zu den Lebens- und Ernährungsgewohnheiten des Patienten Aufschluss.

52 Wie sehen die allerersten Anzeichen einer Übersäuerung aus?

Eine beginnende Übersäuerung zeigt sich zunächst in Veränderungen des Zustands von Haut, Haaren und Nägeln: Die Haut wird fahler, oft auch unreiner. Das Bindegewebe wird schlaffer, und Cellulite bildet sich aus. Die Haare werden stumpf und glanzlos, auch vermehrter Haarausfall kommt vor. Die Nägel werden brüchig, reißen leicht und zeigen Rillen. Hinzu kommt häufig ein Nachlassen der Vitalität: Müdigkeit, Einschlafprobleme, Durchschlafprobleme, nervöse Unruhe, schlechte Laune, Gereiztheit, depressive Verstimmungen, Konzentrationsstörungen machen sich zunehmend bemerkbar. Auch Verdauungsstörungen mit Blähungen, Verstopfung oder Durchfall gehören zum Bild einer latenten Übersäuerung. Die Leistung des Immunsystems wird schlechter, was unter anderem zu erhöhter Infektanfälligkeit führen kann. Selbst der Hormonstoffwechsel wird durch eine latente Übersäuerung beeinflusst, was bei Frauen den regelmäßigen, schmerzfreien Ablauf des monatlichen Zyklus stört. Auch Schmerzen, Migräne und Muskelkrämpfe können als Anzeichen einer Übersäuerung vermehrt auftreten.

53 Warum äußert sich Übersäuerung bei verschiedenen Menschen so unterschiedlich?

Alle Menschen haben unterschiedliche Erbanlagen. Aufgrund seiner ganz individuellen Veranlagung weist jeder Organismus bestimmte Stärken, aber auch individuelle Schwachstellen auf. Ein Beispiel: Wenn ein Mensch von Geburt an einen empfindlichen Verdauungstrakt hat, dann lässt sich in der Regel zurückverfolgen, dass sein Vater und dessen Vater, oder seine Mutter und deren Vorfahren diese Schwäche auch aufweisen und mit Blähungen, Magenschleimhautentzündungen oder anderen Magen-Darm-Beschwerden zu tun haben oder hatten. Wenn nun dieser Mensch mit seinem empfindlichen Verdauungssystem über längere Zeit zu wenige basenbildende Nahrungsmittel zu sich nimmt, wird er die Folgen der Säureanreicherung sehr schnell in Form von Verdauungsstörungen zu spüren bekommen. Sobald er sich ein bis zwei Wochen Entlastung durch basenreiche Kost oder durch Basenfasten (→ ab Seite 199) verschafft, geht es ihm besser. Ein Mensch, der über einen starken Verdauungsapparat verfügt, wird die Folgen einer säureüberschüssigen Ernährungs- und Lebensweise dagegen zunächst nicht an seiner Verdauung spüren. Je nach individueller Schwachstelle kann sich die Übersäuerung bei ihm in Kopfschmerzen, Müdigkeit, rheumatischen Beschwerden, hormonellen Störungen, Allergien oder einer anderen Gesundheitsstörung bemerkbar machen.

Die meisten Menschen kennen ihre Schwachstellen. Wenn Sie an sich beobachten, dass Ihre eigene Schwachstelle sich bei Ihnen »meldet«, dann betrachten Sie dies als ein Alarmsignal, dass (nicht nur) Ihr Säure-Basen-Gleichgewicht gerade im Begriff ist, aus der Balance zu geraten. Oft hilft dann bereits ein »basischer Tag« zwischendurch, um wieder ins Gleichgewicht zu kommen.

GRÜNDLICHE ANAMNESE

54 **Wie beurteilt ein erfahrener Therapeut den Säure-Basen-Haushalt?**

Ein erfahrener Therapeut wird sich bei der Beurteilung des Säure-Basen-Haushalts eines Patienten nie auf nur eine Methode verlassen, am allerwenigsten auf eines der verschiedenen technischen Messverfahren. Alle uns zur Verfügung stehenden Methoden sind zu ungenau, als dass man sie allein zur Beurteilung einsetzen könnte. Entscheidend ist bei der Beurteilung des Säure-Basen-Haushalts zunächst, ob für die Beschwerden des Patienten andere Ursachen ausgeschlossen werden können. Ein ausführliches Erstgespräch gibt dem Therapeuten Aufschluss über die Ernährungsgewohnheiten und über die Lebensweise des Patienten – wie oft er sich bewegt und welche Sportart(en) er ausübt, wie lange er nachts schläft, wie gut er schläft, wie das Verhältnis von Anspannung und Erholung in seinem Leben aussieht, wie seine sozialen Kontakte sind. Eine ausführliche Befunderhebung eines erfahrenen Therapeuten ist immer auch eine psychologische Befunderhebung. Erst in der Zusammenschau all dieser Aspekte kann sich der Therapeut ein Gesamtbild vom Gesundheitszustand des Patienten machen.

Darüber hinaus können ihm Methoden wie die Antlitzdiagnostik (→ Frage 50), Irisdiagnostik (→ Frage 56), Blutuntersuchung im Dunkelfeld (→ Frage 57), verschiedene Testverfahren oder Laboruntersuchungen (→ Seite 61 ff.) von Blut, Speichel oder Urin in seiner Diagnosestellung unterstützen. Eine Stuhluntersuchung, wie sie von einigen Speziallabors durchgeführt wird (→ Frage 72), gibt Aufschluss über den Zustand der Darmflora und der Darmschleimhaut und kann so auch Hinweise auf ein allergisches Geschehen im Körper geben, das erfahrungsgemäß am Entstehen vieler Beschwerden beteiligt ist.

Dr. Renate Collier – eine Schülerin des Naturheilkunde-arztes F. X. Mayr – hat sich in ihrer Arbeit auf Maßnahmen zur Entsäuerung des Organismus spezialisiert. Neben einer entsäuernden Azidosemassage hat sie den sogenannten Azidosegriff entwickelt. Dieser ermöglichte es ihr, das Stadium der Übersäuerung zu beurteilen. Beim Azidosegriff greift der Therapeut mit den Fingern eine Hautfalte und begutachtet ihre Dicke. Anhand dieser legte Frau Dr. Collier den Grad der Übersäuerung fest.

Drei Stadien der Azidose

Dr. Collier teilte die Übersäuerung in drei Stadien ein:

➤ **Die latente Azidose.** Ein Begriff, der auf den Arzt und Forscher Friedrich Sander (→ Frage 71) zurückgeht. Es handelt sich um eine unterschwellige Azidose. Sie kann bereits verschiedene Gesundheitsstörungen auslösen, die aber meist nicht mit einer latenten Azidose in Verbindung gebracht werden: Infektanfälligkeit, Kopfschmerzen, Magen-Darm-Beschwerden, Gelenkschmerzen etc.

➤ **Die kompensierte Azidose.** Der Begriff entstammt der schulmedizinischen Sichtweise und bezeichnet einen Zustand, bei dem ein Basenmangel vorhanden ist, die verschiedenen Puffersysteme und Regelmechanismen des Säure-Basen-Haushalts aber noch ausreichen, um den pH-Wert des Blutes stabil zu halten. In diesem Stadium kommt es vermehrt zu Gesundheitsstörungen wie Entzündungen, Infekten und Schmerzen.

➤ **Die dekompensierte oder akute Azidose.** Dies ist ein medizinischer Notfall. Ihn zu beurteilen ist keine Angelegenheit des Azidosegriffs, sondern für eine Blutgasanalyse (→ Frage 68).

56 Gibt die Irisdiagnose Auskunft über den Säure-Basen-Haushalt?

Das Betrachten der Regenbogenhaut des Auges, ein bei Heilpraktikern beliebtes Diagnoseverfahren, gibt Auskunft über Krankheitsbereitschaft und Krankheiten. Ihr zufolge gibt es eine erblich bedingte Bereitschaft, Säuren in Bindegewebe oder Gelenken abzulagern. Die Veränderungen der Iris bei einer Änderung der Ernährungs- und Lebensweise sind aber so langsam, dass man sie nicht zur Verlaufskontrolle einer Entsäuerungskur nutzen kann. Der Therapeut kann lediglich erkennen, ob der Patient eine Veranlagung zu Störungen des Säure-Basen-Haushalts hat.

57 Kann man Übersäuerung mit der Blutuntersuchung im Dunkelfeld nach Prof. Dr. Enderlein erkennen?

Die Blutuntersuchung im Dunkelfeld wurde Anfang des letzten Jahrhunderts von Prof. Dr. Günter Enderlein entwickelt. Seine Entdeckung, dass Blut ein lebendiger Organismus ist, in dem sich Mikroben befinden, welche sich aktiv an den Stoffwechselvorgängen, auch am Immunsystem beteiligen, stößt bei seinen Kollegen bis heute auf großen Widerstand. Bemerkenswert ist jedoch, wie aussagefähig diese Blutuntersuchung ist. Die Untersuchung mithilfe eines speziellen Dunkelfeld-Mikroskops, für die ein Tröpfchen Blut aus Fingerbeere oder Ohrläppchen genommen wird, liefert Hinweise auf eine Verschiebung der Säure-Basen-Bilanzen. So ist etwa die Zunahme der Blutviskosität, also zähflüssigeres Blut, ein Zeichen für zunehmenden Basenverlust, die lebenswichtige Durchblutung und Sauerstoffversorgung sind eingeschränkt. Weil die Verdickung des Blutes auch andere Ursachen haben kann, ist die Blutuntersuchung nach Enderlein nur im Rahmen einer ausführlichen Befunderhebung sinnvoll.

Der Grad der Übersäuerung

58 Wie genau kann man den Grad der Übersäuerung messen?

Mit technischen Methoden genau messbar sind akute Übersäuerungszustände (→ Frage 36) – sie sind stets klinische Notfälle und werden u. a. mittels der Blutgasanalyse in der Klinik ermittelt. Das Ausmaß einer chronischen Übersäuerung lässt sich dagegen mit dieser Methode nicht feststellen. Die Problematik aller Verfahren, die einen mehr oder weniger guten Einblick in den Säure-Basen-Haushalt geben, ist, dass es sich bei der Messung jeweils nur um eine Momentaufnahme in dem äußerst dynamischen System des Säure-Basen-Haushalts handelt. Wenn Sie daher ein einziges Mal eine Messung Ihres Blutes, Speichels oder Urins durchführen lassen, sagt das kaum etwas über Ihren Gesundheitszustand aus. Die latente bzw. chronische Übersäuerung ist mit keiner derzeit auf dem Markt befindlichen Methode exakt messbar. Über die Erstellung eines Urin-pH-Tagesprofils (→ Seite 55 ff.), die sich auch preislich im Rahmen hält, lässt sich noch die zuverlässigste Aussage treffen.

59 Wie funktioniert die Urin-pH-Messung mit Teststreifen?

Das Messen des Urin-pH-Wertes mit Teststreifen ist einfach: Sie reißen vom Block oder der Rolle einen Streifen ab, halten ihn unter Ihren Urinstrahl und betrachten sofort danach die Farbveränderung. Die meisten Teststreifen sind gelborange und bleiben bei einem sauren pH-Wert in diesem Farbbereich, bei einem basischen pH-Wert verfärben sie sich blau bis blaugrün. Die Teststreifen, welche diesem Buch beiliegen, können Sie für einen ersten Check der Schwankungen Ihres Urin-pH-Wertes im Laufe eines Tages verwenden.

TIPP

Urin-pH-Teststreifen

Bei den Teststreifen handelt es sich um Indikatorpapier, das sich beim Eintauchen in eine Flüssigkeit auf typische Weise verfärbt. Die in der Apotheke erhältlichen Teststreifen unterscheiden sich in der Art des Indikators (→ Frage 7), in der Farbgebung und im Preis. Es gibt auch einen sogenannten Universalindikator auf einer Rolle zum Abreißen – für besonders viele Messungen. Allen gemeinsam ist, dass sie keine ganz genaue pH-Einteilung haben. Für die Erstellung eines Urin-pH-Tagesprofils reichen sie aber völlig aus. Vergleichen Sie die Mengen und Preise der verschiedenen Teststreifen!

60 Reicht es, wenn ich die Urin-pH-Messung mit dem Teststreifen nur morgens mache?

Die morgendliche Messung des Urin-pH-Wertes wird von vielen Therapeuten und in vielen Büchern empfohlen. Doch sie allein sagt relativ wenig darüber aus, in welchem Zustand sich Ihr Säure-Basen-Haushalt befindet. Welchen pH-Wert Ihr Urin morgens erreicht, hängt zum einen von der Uhrzeit ab, zu der Sie messen. Es hängt auch davon ab, was Sie am Abend zuvor gegessen haben, wie spät Sie gegessen haben, wann Sie zu Bett gegangen sind, wie lange Sie geschlafen haben und ob der Tag zuvor stressig war. Da nachts im Körper Basenebbe herrscht, die erst durch das Frühstück beendet wird, ist der Morgenurin im Normalfall immer leicht sauer. Zudem kommt es in der Nacht durch die Stoffwechselarbeit zu einem erhöhten Säureaufkommen – erst im Morgenurin werden die Säuren, teils gebunden und teils frei, mit ausgeschieden. Daher empfiehlt sich das Anlegen eines Urin-pH-Tagesprofils mithilfe von Teststreifen, wie sie dem Buch beiliegen (→ Seite 55 ff.).

61 Wenn der Morgenurin sauer ist, bin ich dann übersäuert?

Ein saurer Morgenurin mit einem pH-Wert unter 6,8 sagt für sich allein wenig aus. Nachts fallen im Rahmen der normalen Stoffwechselarbeit vermehrt saure Abfallprodukte des Stoffwechsels an. Gleichzeitig herrscht nachts im Körper eine Basenebbe (es sei denn Sie stehen nachts auf und plündern den Kühlschrank ...).

Bei ungestörter nächtlicher Stoffwechselarbeit kommt es in den frühen Morgenstunden zu einer Säureausscheidung mit dem Urin, was zu einem Urin-pH-Wert im sauren Bereich führt. Wie sauer der Urin ist, hängt davon ab, wie viele freie, ungebundene Säuren darin vorhanden sind. Ein gewisser Anteil der mit dem Urin ausgeschiedenen Säuren ist gepuffert, also gebunden. Der pH-Wert des Urins sagt daher nur aus, wie viele freie Säuren gerade ausgeschieden werden. Er zeigt außerdem, wie der Stoffwechsel auf Einflüsse aus der Ernährung und aus der Lebensweise reagiert: Wenn Sie am Abend vor der Messung im Restaurant geschlemmt haben, werden am nächsten Morgen mehr Säuren ausgeschieden, als wenn Sie abends nur ein Gemüsesüppchen gegessen hätten. Sehr viel genauere Auskunft als eine einmalige Messung gibt ein Urin-pH-Tagesprofil. Kurz gefasst: Ein Problem besteht eher dann, wenn Ihr Morgenurin – ohne Einfluss von Medikamenten – basisch ist.

HINWEIS

! Haben Sie am Abend vor der Urin-pH-Messung viele Säurebildner gegessen – etwa ein Menu mit Meeresfrüchten, Fleisch, Dessert und Wein – und der pH-Wert Ihres Urins ist am Morgen basisch, dann ist mit Ihrer Säure-Basen-Regulation etwas nicht in Ordnung. Fragen Sie Ihren Therapeuten nach möglichen Ursachen.

URIN-pH-TAGESPROFILE

62 **Was ist ein Urin-pH-Tagesprofil?**

Wenn Sie mehrmals täglich Ihren Urin-pH-Wert mit Teststreifen messen und das Ergebnis notieren, erhalten Sie ein
Urin-pH-Tagesprofil. Eine Kopiervorlage zum Eintragen
der Werte finden Sie auf Seite 241 f. Sie erfassen damit die
Schwankungen, denen der Urin-pH-Wert im Laufe eines
Tages unterworfen ist. Aufgrund der »normalen« Säuren-
und Basenfluten, die zu bestimmten Uhrzeiten auftreten,
entsteht in einem gesunden Stoffwechsel eine typische
Kurve (→ Seite 240). Der Verlauf dieser Kurve kann durch
viele äußere Einflüsse beeinflusst werden. So produzieren
zu viele Säurebildner in der Nahrung, Dauerstress, Bewegungsmangel und eine Lebensweise ohne Rhythmen und
mit zu wenig Schlaf ein vermehrtes Säureaufkommen.
Wenn Sie an mehreren aufeinanderfolgenden Tagen Ihr
Urin-pH-Profil erstellen und darin immer starke Abweichungen von der normalen Kurve feststellen, dann können Sie davon ausgehen, dass das Gleichgewicht Ihres
Säure-Basen-Haushalt beeinträchtigt ist. Einige »basische«
Tage (→ Seite 196 ff.) schaffen hier schon Ausgleich.

63 **Kann ich mein Urin-pH-Tagesprofil
auch erstellen, wenn ich gerade Basenpulver einnehme?**

Ein aussagekräftiges Urin-pH-Tagesprofil erhalten Sie
nur, wenn Sie während der Messperiode kein Basenpulver
einnehmen, denn dieses verschleiert die tatsächlichen
Verhältnisse: Durch das Basenpulver wird der Urin
zwangsläufig basischer, was das Messergebnis verfälscht.
Das Urin-pH-Tagesprofil ist ohnehin für sich allein schon
keine hundertprozentig genaue Methode, da sie nur die
freien Säuren erfasst und die abgepufferten, also gebundenen, nicht messen kann.

Das ideale Urin-pH-Tagesprofil

gemessener
pH-Wert des Urins

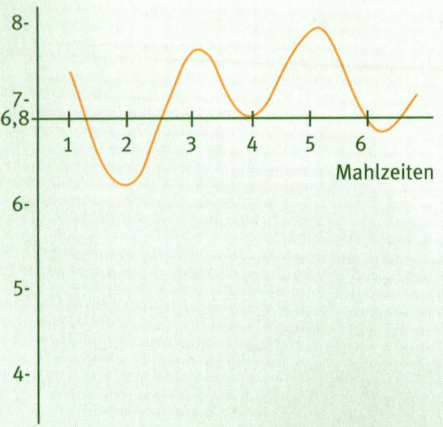

> ➤ Die Abbildung zeigt ein Urin-pH-Tagesprofil bei einem Gesunden mit regelmäßigen Mahlzeiten. Dieses Normalprofil ist ein grober Anhaltspunkt und setzt voraus, dass Sie Ihre Mahlzeiten regelmäßig einnehmen.

> ➤ Die meisten Urin-pH-Kurven sehen auf den ersten Blick recht »chaotisch« aus. Das liegt daran, dass die Säurenausscheidung über den Urin von vielen, teils komplizierten Stoffwechselvorgängen abhängt. Der Verlauf der Kurve wird auch davon beeinflusst, was wann und wie gegessen und getrunken wurde.

> ➤ Eine gesunde Kurve weist im Wesentlichen zwei Merkmale auf: Erstens ist der Morgenurin leicht sauer, liegt also unter pH 6,8. Zweitens ist im Tagesverlauf deutlich eine Kurve zu erkennen, die einige Werte über und einige Werte unterhalb der 6,8-Marke aufweist.

64 Wie genau ist die Aussage eines Urin-pH-Tagesprofils?

Die Erstellung des Urin-pH-Tagesprofils ist eine einfache und preiswerte Methode, um einen Einblick in den Zustand Ihres Säure-Basen-Haushalts zu bekommen. Kopiervorlagen zum Eintragen der gemessenen Werte finden Sie auf Seite 241 f. Die Messung ist dann sinnvoll, wenn sie über mehrere Tage durchgeführt und dokumentiert wird. Ein Mensch, der regelmäßig zu festgelegten Zeiten seine Mahlzeiten einnimmt, hat drei Basenfluten pro Tag, die im Urin-pH-Tagesprofil erkennbar sind. Friedrich Sander nannte für diese Basenfluten Zeiten: 9.00 Uhr, 14.00 Uhr und 20.00 Uhr – also jeweils nach dem üblichen Zeitpunkt für Frühstück, Mittagessen und Abendessen. Zu diesen Zeiten erreichen die Basenfluten ihren Höhepunkt. Das gilt selbstverständlich nur, wenn vor diesen Zeiten die Mahlzeiten auch eingenommen werden. Wenn Sie Ihre Mahlzeiten unregelmäßig einnehmen, wirkt sich das früher oder später auf die pH-Verlaufskurve aus, die dann zunehmend »chaotischer« wird.

Wie stark die Basenflut nach einer Mahlzeit ist, hängt davon ab, was und wie viel Sie gegessen haben. Doch nicht nur Säurebelastungen über die Nahrung, etwa bei einem hohen Kaffeekonsum, sondern auch die Lebensweise (→ Seite 71 ff.) wirken sich auf die Säurenausscheidung aus. Stress, Schlafmangel, Essen unter (Zeit-)Druck – je unruhiger Ihre Lebensweise, umso unregelmäßiger wird auch Ihre Urin-pH-Kurve.

Wenn Sie daher eine einigermaßen zuverlässige Aussage erhalten wollen, sollten Sie Ihr Urin-pH-Tagesprofil an vier bis fünf aufeinanderfolgenden Tagen erstellen, an denen Sie einen geregelten Tagesablauf haben. Zu den – regelmäßig eingenommenen – Mahlzeiten sollten Sie nicht nur Säurebildner (→ Seite 138) essen.

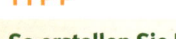
So erstellen Sie Ihr Urin-pH-Tagesprofil

Ein Urin-pH-Tagesprofil zu erstellen ist einfach und preiswert. So messen Sie richtig:

➤ Sie benötigen pH-Test-Streifen für die Messung des Urin-pH (→ Seite 53; 7 Stück liegen dem Buch bei) und einige Vorlagen, in die Sie Ihre Messwerte eintragen können. Im Anhang auf Seite 241 finden Sie eine Grafik, die Sie sich mehrmals kopieren können, um Ihre Urin-pH-Tagesprofile einzutragen. Oder Sie laden sich im Internet unter www.basenfasten.de die entsprechende Grafik herunter und drucken sie mehrmals aus.

➤ Suchen Sie sich eine Woche aus, in der Sie voraussichtlich jeden Tag Zeit haben, 5 bis 6 Messungen zu verschiedenen Uhrzeiten durchzuführen. Wichtig ist, dass Sie während dieser Zeit Ihre Mahlzeiten möglichst regelmäßig und zu »normalen« Zeiten zu sich nehmen.

➤ Normale Essenszeiten heißt in diesem Zusammenhang drei Mahlzeiten am Tag: Frühstück zwischen 6 und 9 Uhr, Mittagessen zwischen 12 und 14 Uhr, Abendessen zwischen 17 und 19 Uhr. Nehmen Sie möglichst keine oder höchstens kleine Zwischenmahlzeiten zu sich – wie etwas Trockenobst, einen Apfel, eine Banane oder einige Nüsse. Wichtig ist, dass Sie nicht den ganzen Tag »futtern«, denn so kommen keine verwertbaren Kurven zustande.

➤ Führen Sie die Messungen nicht gerade dann durch, wenn es in Ihrem Alltag »drunter und drüber« geht – etwa vor oder auf Reisen, in Zeiten von aufregenden Meetings, Verwandtenbesuch oder Einladungen mit größeren Ess- und Trinkgelagen.

➤ Als Grundregel für die Auswertung des Messergebnisses auf dem Teststreifen gilt: Morgenurin ist in der

Regel sauer. Etwa eine Stunde nach der Nahrungsaufnahme sollte er basisch werden – in Abhängigkeit davon, was und wie viel Sie gegessen haben und wie Ihre Mahlzeit ablief (schnell, langsam, in Ruhe, nebenbei ...).

➤ Bitte beachten Sie auch die Hinweise zum »Normalprofil« auf Seite 56. Machen Sie sich nicht verrückt, wenn Sie keine »Idealkurve« haben. Achten Sie einfach auf die folgenden beiden wichtigsten Merkmale einer »gesunden« Kurve. Erstens: Ergibt Ihr Tagesprofil eine lebendig fließende Kurve mit mindestens einem Auf und Ab? Zweitens: Ist Ihr Morgenurin leicht sauer – das heißt unter pH 6,8? Wenn Sie diese beiden Fragen mit Ja beantworten können, dann wissen Sie bereits, dass Ihr Stoffwechsel offensichtlich in der Lage ist, auf die verschiedenen Einflüsse aus der Nahrung und aus Ihrer Lebensweise angemessen zu reagieren.

65 Wie führe ich Buch über das, was ich im Laufe eines Tages esse und trinke?

Notieren Sie zu jeder Messung möglichst genau, was und wie viel Sie zuvor gegessen und getrunken haben und zu welcher Uhrzeit dies war. So erhalten Sie aussagekräftige Vergleiche, wie sich Ihre Nahrung auf Ihren Säure-Basen-Haushalt auswirkt. Unterscheiden Sie also zum Beispiel Nudeln mit viel frischem Gemüse (hoher Basenanteil)/ Nudeln mit Sahnesauce (hoher Säurenanteil) oder entsprechend Salat mit Zitronen-Öl-Dressing/mit Senf-Sahne-Dressing, Früchtekompott ungesüßt/mit Zucker oder Kaffee ohne/mit Zucker, Sahne und Keks.
Notieren Sie jeweils auch, wie Sie sich während der Mahlzeit gefühlt haben: Dachten Sie dabei an aktuelle Probleme? Hatten Sie vor dem Essen viel Stress und waren gedanklich noch bei dieser Situation? Gab es während der

Mahlzeit ein Streitgespräch oder gedrückte Stimmung? War das Essen ein Geschäftsessen oder ein völlig entspanntes Genießen im Kreise lieber Menschen? Musste es schnell gehen? Fand es in einem vollen, ungemütlichen Lokal statt? All diese Umstände können die Urin-pH-Werte tatsächlich beeinflussen, wie ein Kollege von uns in vielen Selbstversuchen immer wieder festgestellt hat.

Hunger oder Gelüst?

Die Basenebbe löst Hunger aus. Das lässt sich direkt messen: Sobald der Urin-pH-Wert einige Stunden nach der Nahrungsaufnahme wieder sinkt, stellt sich ein Hungergefühl ein. Es ist spannend zu beobachten, wann wir wirklich Hunger haben, wann also der Körper nach Energiezufuhr verlangt. Solange der Urin basisch reagiert, stellen sich oft zwar Gelüste, aber kein echter Hunger ein. Für Verdauung und Stoffwechsel ist es besser, erst dann zu essen, wenn sich echter Hunger bemerkbar macht – der unfehlbar am einsetzenden »Magenknurren« zu erkennen ist. Interessant ist, dass bei chronisch übersäuerten Menschen die Basenfluten oft ausbleiben: Die ständige »Basenebbe« macht sie hungrig und verleitet sie dazu, zu viel zu essen – der Beginn der Übergewichtsspirale.

66 Was muss ich außer den Messwerten und den Mahlzeiten noch in meine Notizen zum Urin-pH-Tagesprofil aufnehmen?

Machen Sie sich – am besten in einem schönen Ordner oder Tagebuch – Notizen darüber, wie Ihr Tag verlaufen ist, ob er stressig oder entspannt war, und auch über Anrufe, Ärgernisse, gute, schlechte oder aufregende Nachrichten. Erfahrungen zeigen, dass selbst der sogenannte positive Stress zu einer Säureflut im Urin führt!

LABORUNTERSUCHUNGEN

67 **Kann man am pH-Wert des Blutes erkennen, wie es um das Säure-Basen-Gleichgewicht steht?**

Der pH-Wert des Blutes wird vom Säure-Basen-Haushalt am strengsten kontrolliert und bewegt sich zwischen 7,35 bis 7,45. Selbst bei chronisch Kranken bleibt der pH-Wert in diesem Bereich, da die Blutpuffersysteme ihn stabil halten. Der Blut-pH-Wert gibt deshalb keine Aussage darüber, wie es um den Säure-Basen-Haushalt steht. Erst wenn die Puffersysteme des Blutes verbraucht sind, kommt es zu einer pH-Wert-Veränderung im Blut, zur akuten Azidose oder zur akuten Alkalose – beides medizinische Notfälle. Lange bevor ein solcher Notfall entsteht, kommt es zu Verschiebungen von Mineralstoffen, die zunächst wenig Symptome hervorrufen. Diese Verschiebungen sind jedoch der erste Schritt in chronische Krankheiten – die aber, wenn sie ausbrechen, in der Regel nicht mit Verschiebungen der Puffersysteme des Säure-Basen-Haushalts in Verbindung gebracht werden.

68 **Kann man die Blutpuffer messen?**

In der Notfallmedizin werden Blutpuffer mittels der sogenannten Blutgasanalyse gemessen. Dafür wird aus einer Arterie, meist der Pulsader am Handgelenk, etwas Blut entnommen. Man nennt den ermittelten Wert »Base Excess«. Er sagt aus, ob die Pufferreserven noch ausreichen oder ob im Säure-Basen-Haushalt bereits alle Hebel in Bewegung gesetzt wurden, um eine Entgleisung zu verhindern. Diesen Zustand nennt man Kompensation: Der Organismus versucht, eine drohende akute Azidose oder Alkalose durch geeignete Mechanismen zu verhindern. Man spricht dann von einer kompensierten Azidose bzw. Alkalose. Diese Messungen werden immer erst dann durchgeführt, wenn aufgrund schwerer chronischer Erkrankungen der behandelnde Arzt in der Klinik eine akute Entgleisung des Säure-Basen-Haushalts befürchten muss. Zu unterscheiden ist diese von latenten und chronischen Störungen des Säure-Basen-Haushalts, wie Friedrich Sander sie beschrieben hat. Dieser hat daher ein eigenes Messverfahren entwickelt, um die Pufferkapazitäten zu bestimmen, damit Störungen in den Säure-Basen-Bilanzen rechtzeitig erkannt werden können (→ Frage 71). Auch der Heilpraktiker Hans-Heinrich Jörgensen (*1933) hat ein Messverfahren entwickelt, das eine Aussage darüber treffen kann, wie groß die Pufferreserven im Blut sind (→ Frage 74). Die sogenannte NAM-Methode nach Jörgensen (benannt nach seiner mittlerweile leider eingestellten Firma »Neukönigsförder Arzneimittel«) wurde vor einigen Jahren von dem schweizer Arzt Dr. med. John van Limburg-Stirum durch Einbeziehung anderer Werte verbessert.

69 Sind die neuen Teststifte geeignet, um den Blut-pH-Wert zu messen?

Seit kurzem ist ein Teststift auf dem Markt, der durch einfaches Streichen über die Haut eine Aussage über die Blutpuffer, den Blut-pH-Wert und den Mineralstoffhaushalt machen soll. Der Stift ist dunkelblau und färbt sich nach einer bestimmten Zeit rot. Die Zeit, die er benötigt, um die Farbe zu verändern, zeigt laut Hersteller an, ob der Säure-Basen-Haushalt schwach, stark oder gar nicht belastet ist. Der Farbumschlag ist hier selbst bei Tageslicht schwer erkennbar, und die Farbe lässt sich von der Haut nur nach und nach wieder entfernen. Vorteil: Natürlich handelt es sich hier um eine vergleichsweise günstige, superschnelle Methode. Erheblicher Nachteil: Es ist bisher nicht geklärt, wie ein so einfacher Hauttest eine aufwendige Blutanalyse im Labor ersetzen können soll. Es liegen keine Erfahrungen von Therapeuten über die Testmethode vor.

70 Können im Labor auch Säurebelastungen in den Zellen nachgewiesen werden?

Der Säure-Basen-Haushalt ist Messungen kaum zugänglich (→ Frage 67). Wir können nur vermuten, wie pH-Wert und Pufferkapazitäten im Bindegewebe aussehen. Über die Verhältnisse in den Zellen der verschiedenen Organe beim lebenden Menschen wissen wir noch weniger. Ob die Verhältnisse in den roten Blutkörperchen repräsentativ sind für zelluläres Gewebe, wie in manchen Studien vermutet wird, ist sehr fraglich, da sie aufgrund ihrer Funktion (Sauerstofftransport) eine sehr spezielle Zusammensetzung haben. Bisher gibt es nur wenige Untersuchungen zum Thema.

➤ Nach Gabe eines basischen Mineralpräparats wurde in menschlichen Zellen des Mundraumes ein Anstieg der intrazellulären Magnesiumkonzentration gefunden; der Gehalt anderer intrazellulärer Mineralien veränderte sich jedoch nicht signifikant.

➤ In einer Studie konnte gezeigt werden, dass eine hohe Säurezufuhr über die Nahrung bei Ratten zu einer Anhäufung von Säure in den Zellen führt. Den Ratten war Ammoniumsulfat mit der Nahrung verfüttert worden. Die Ergebnisse wiesen darauf hin, dass eine hohe Säurezufuhr über die Nahrung nicht kurzfristig durch Erhöhung der Säureausscheidung über die Niere kompensiert werden kann. Dies wiederum legt eine »Verschlackung« des Gewebes und Bindegewebes nahe.

➤ Ragnar Berg (→ Seite 102 f.) hatte seit 1947 in Stockholm menschliche Gewebsproben analysiert, richtete jedoch sein Augenmerk vor allem auf die Belastung des Bindegewebes mit Chloridionen aus dem Kochsalz (Natriumchlorid).

Auch wenn Säurebelastungen in den Zellen noch nicht nachgewiesen wurden, so belegen verschiedene Untersuchungen doch, dass es sie gibt.

71 Was ist der Säure-Basen-Test nach Friedrich Sander?

Ausgesuchte Labors bieten den Säure-Basen-Test im Urin nach Friedrich Sander an (→ »Adressen, die weiterhelfen«, Seite 243). Diese Untersuchung zeigt, wie hoch die Basenreserven des Körpers sind und ob bereits eine latente Übersäuerung eingetreten ist. Der Test ist schulmedizinisch noch nicht anerkannt, gibt aber Aufschluss darüber, wie es um die Pufferreserven des Körpers steht. Die Methode nach Friedrich Sander wird von einigen Spezial-Labors in Deutschland angeboten und trifft eine Aussage über die Pufferreserven des Organismus. Dabei werden 5 Urinproben im Laufe eines Tages gesammelt und an das Labor geschickt. Sie werden zum einen mit Lauge, zum anderen mit Säure versetzt und aus dem jeweiligen Verbrauch bis zur Neutralisation ein Faktor errechnet: der Aziditätsquotient. Die Kosten für diesen Test liegen derzeit bei etwa 50 Euro.

Der Säure-Basen-Urintest nach Sander

➤ **So funktioniert der Test:** Sie benötigen ein Test-set, das Sie sich vom Labor direkt zusenden lassen können oder von Ihrem Arzt oder Heilpraktiker erhalten. Sie füllen im Laufe eines Tages 5 Proben frischen Urin in die dafür vorgesehenen Gefäße. Dies soll zu festgelegten Zeiten erfolgen: 6 Uhr, vor dem Frühstück; 9 Uhr, nach dem Frühstück; 12 Uhr, vor dem Mittagessen; 15 Uhr, nach dem Mittagessen; 18 Uhr, vor dem Abendessen.

➤ **Das müssen Sie beachten:** Ihre Urinentnahmezeiten können anders liegen, wenn Sie Ihre Mahlzeiten zu anderen als den hier angegebenen Zeiten einnehmen. Wie bei der Erstellung des Urin-pH-Tagesprofils ist es auch hier wichtig, einen möglichst regelmäßig und ohne besondere Vorkommnisse ablaufenden Tag zu wählen. Schreiben Sie genau auf, was Sie zu den jeweiligen Mahlzeiten gegessen und getrunken haben und unter welchen Rahmenbedingungen Sie Ihre Mahlzeiten eingenommen haben (→ Frage 65) – umso besser kann Ihr Arzt oder Heilpraktiker Ihre Kurve auswerten.

➤ **Testergebnis Beispiel 1:** Kurve eines Gesunden. Sie ist »lebendig«, weist also starke Schwankungen im Tagesverlauf auf.

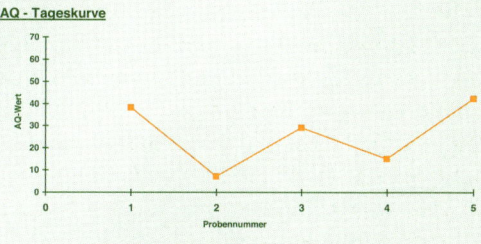

AQ - Tageskurve

Mittlerer Aziditätsquotient: 23 % = Normbereich

➤ **Testergebnis Beispiel 2:** Kurve eines an Rheuma leidenden und übersäuerten Menschen. Nach Sander ist eine solche flache Kurve »unlebendig«. Auch bei Diabetes und vielen anderen chronischen Erkrankungen zeigen die Kurven diesen Verlauf.

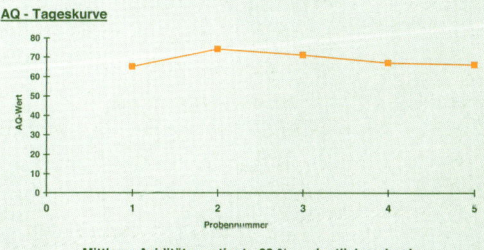

AQ - Tageskurve

Mittlerer Aziditätsquotient: 69 % = deutlich zu hoch

72 Kann ein Labor am pH-Wert meines Stuhls erkennen, ob ich übersäuert bin?

Einige Labors in Deutschland geben im Rahmen einer Stuhluntersuchung auch den pH-Wert des Stuhls an, der stellvertretend für den pH-Wert des Dickdarms gesehen wird. Ein gesunder Darm weist einen Stuhl-pH von 5,5 bis 6,5 auf. Die meisten Labors geben inzwischen die Normwerte mit pH 6 bis 7 an, was einer höheren Toleranz entspricht. Günstiger für den Darm ist ein pH-Wert zwischen 5,5 und 6,5 – also sauer. Ein saurer Stuhl-pH-Wert ist ein gutes Zeichen. Ein pH-Wert des Stuhls von 6,5 und höher ist in der Regel ein Hinweis auf einen Mangel an oder das Fehlen von verschiedenen Milchsäurebakterien, die den Stuhl ansäuern. Diese Bakterien sind bedeutend für eine gute Verdauung und ein funktionierendes Immunsystem. Wenn daher Ihr Stuhl alkalisch ist, ist das kein Grund zur Freude, sondern ein Hinweis, dass Sie sich dringend mit Milchsäurebakterien versorgen sollten – über den Genuss milchsauer vergorener Speisen wie Sauerkraut oder Getränke wie Brottrunk (→ Frage 171 und 189).
Über den Zustand Ihres Säure-Basen-Haushalts macht der Stuhl-pH bei alldem nur eine indirekte Aussage. Sie können, wie die Erfahrungen zeigen, davon ausgehen, dass bei einem intakten Säure-Basen-Haushalt auch die Zusammensetzung der Darmbakterien stimmt und daher der pH-Wert des Stuhles der Norm entspricht.

73 Was ist der Säure-Basen-Urintest nach Glaesel?

Die Sander-Methode wurde später von dem Chemiker Karl Glaesel aus Konstanz (*1912) verändert, liefert aber im Großen und Ganzen vergleichbare Ergebnisse. Karl Glaesel widmete sich jahrelang intensiv der Säure-Basen-Forschung und führte, vergleichbar mit Ragnar Berg, viele

Versuche und Selbstversuche durch. Die Testgefäße für einen Säure-Basen-Urintest nach der Methode Glaesel können nur direkt im Hause Glaesel telefonisch oder schriftlich angefordert werden (→ »Adressen, die weiterhelfen«, Seite 243). Diese Methode ist deutlich teurer als die Sander-Methode – mehr als doppelt so teuer. Ihre Aussage ist ebenso zuverlässig wie die Sander-Methode.

74 Was ist der Säure-Basen-Bluttest nach Jörgensen?

Der Heilpraktiker Hans-Heinrich Jörgensen hat 1985 ein Messverfahren entwickelt, um die Basenpufferkapazität in den roten Blutkörperchen (Erythrozyten) zu messen. Grundlage seiner Untersuchungen ist die Messung von frisch entnommenem Blut. Er brachte ein Gerät namens NAM (→ Frage 68) auf den Markt. Hans-Heinrich Jörgensen geht davon aus, dass der Grad des Puffervermögens in den roten Blutkörperchen ein Maß für die Übersäuerung in den Zellen ist. Besondere Beachtung schenkt er dabei den Kaliumreserven in der Zelle, die, wie er meint, viel zu wenig beachtet werden und die für den gesunden Säure-Basen-Haushalt von großer Bedeutung sind. Dieses Verfahren eignet sich nicht zur Einsendung an Labors, da das entnommene Blut sofort untersucht werden muss. Die Methode von Herrn Jörgensen wurde in den vergangenen Jahren von Dr. Johann van Limburg-Stirum verbessert und wird inzwischen mit einem modernen Gerät durchgeführt, was die Methode ungleich teuer macht. Hinzu kommt, dass es leider kaum Praxen gibt, die dieses Verfahren anwenden, und kein Therapeutenverzeichnis dazu. Dies ist schade, denn ein großer Vorteil der Methode ist, dass sie sehr aussagekräftig ist – weil sie die Pufferkapazität im Blut berücksichtigt (→ »Adressen, die weiterhelfen«, Seite 243).

75 Was ist Bioelektronik nach Prof. Vincent?

Die Bioelektronik, auch Biologische Terrainanalyse oder BE-T-A genannt, ist ein in den 1950er-Jahren von Prof. Louis Claude Vincent entwickeltes Messverfahren. Dabei werden Blut, Speichel und Urin untersucht. Neben dem pH-Wert werden der Redox-Wert zur Beurteilung von oxidativem Stress sowie der elektrische Widerstand zur Beurteilung des Mineralienzustandes mit Spezialelektroden ermittelt. Die Werte werden miteinander in Beziehung gesetzt und in einer vom Computer errechneten Grafik dargestellt. Laut Prof. Vincent erlaubt die Grafik eine Aussage über den Gesundheitszustand und den Säure-Basen-Haushalt. Leider wird der Test von wenigen Therapeuten durchgeführt, er ist aufwendig, relativ teuer und erfordert äußerst genaues Arbeiten. Auch hier gilt: Das Testergebnis ist nur eine Momentaufnahme. Ein Vorteil ist aber, dass sich zumindest über die Speichel- und Urinwerte oxidative Veränderungen im Stoffwechsel erkennen lassen, die für die Entstehung vieler chronischer Erkrankungen, insbesondere Krebserkrankungen, mitverantwortlich sind.

76 Wird mein Hausarzt gegebenenfalls eine Laboruntersuchung veranlassen?

Für einen schulmedizinisch orientierten Arzt gibt es – abgesehen vom Notfall akute Azidose oder Alkalose – meist keinen Grund, einen Patienten auf Übersäuerung zu untersuchen. Wenn Sie daher Ihren »normalen« Hausarzt oder einen Facharzt danach fragen, wird er Ihnen mit großer Wahrscheinlichkeit erklären, dass es eine latente beziehungsweise chronische Übersäuerung nicht gibt, dass der Körper außer in Extremfällen über einen gut funktionierenden Säure-Basen-Haushalt verfügt und Sie sich keine Sorgen darum machen müssen. Anders ein Arzt, der sich der Erfahrungsmedizin bedient (→ Frage 54).

77 Bezahlt die Krankenkasse Laboruntersuchungen zum Säure-Basen-Haushalt?

Die Tests sind recht teuer und sollten für eine repräsentative Aussage mehrmals durchgeführt werden. Die Kosten, unabhängig davon, ob der Test im Labor oder in der Praxis des Arztes oder Heilpraktikers durchgeführt wird, sind jedoch keine Kassenleistung. Wer nicht so tief in den Geldbeutel greifen möchte: Die preiswerte Urin-pH-Verlaufskontrolle (→ ab Seite 52) reicht für eine grobe Einschätzung vollkommen aus.

78 Welche Methode zur Messung des Säure-Basen-Haushalts ist empfehlenswert?

Die zuvor beschriebenen Labormethoden sind mehr oder weniger zuverlässig, dennoch gibt keine den genauen Zustand des Säure-Basen-Haushalts wieder. Prof. Hartmut Heine, der das Bindegewebe des Menschen erforscht hat, brachte das Problem auf den Punkt: Es gibt bislang keine Möglichkeit, den pH-Wert im Bindegewebe direkt zu messen. Die chronische Übersäuerung aber, die vielen Menschen ein Stück Lebensqualität nimmt, spielt sich im Bindegewebe ab. Werden Blut, Speichel und Urin gemessen, handelt es sich dabei um Körperflüssigkeiten, die bereits gepuffert sind und nur indirekte Hinweise geben. Dazu kommt, dass ein einzelner Messwert nicht ausschlaggebend ist und die Untersuchungen teuer sind. Der Säure-Basen-Haushalt ist ständig in Bewegung, und seine Regulierungsfähigkeit lässt sich gut an einem Urin-pH-Tagesprofil (→ Seite 55 ff.) erkennen. Diese Methode können Sie zu Hause durchführen und brauchen dazu nicht mehr als ein Blöckchen Indikatorpapier, Papier und Bleistift. Das schriftliche Festhalten der Ernährungs- und Lebensweise macht außerdem »säuernde« Verhaltensmuster bewusst und zeigt den Weg zu einer gesünderen Lebensweise.

URSACHEN UND AUSWIRKUNGEN VON ÜBERSÄUERUNG

Der Säure-Basen-Haushalt lässt sich durch die Ernährungsweise sowohl positiv als auch negativ beeinflussen. Durch die Ernährung werden dem Organismus mehrmals täglich Stoffe zugeführt, die teilweise zu Säuren, teilweise zu Basen umgebaut werden. Da bei uns viele Menschen gerade die säurebildenden Lebensmittel wie Fleisch, Wurst, Käse, Teigwaren und Süßigkeiten lieben, stellt vor allem die Säurelast der Nahrung ein Problem dar. Der Säure-Basen-Haushalt ist ein komplexes Regulationssystem des Körpers, das vielen Einflüssen unterliegt. Dennoch ist Ernährung nicht alles. So spielt auch die Veranlagung eine Rolle. Daneben gibt es weitere Faktoren, die unabhängig von der Ernährung sind. Die wichtigsten sind: Bewegung, das Verhältnis von Stress und Erholung und die Gefühlswelt. Jahrzehntelange Beobachtungen zeigen, dass Bewegungsmangel, Stress und starke negative wie positive Gefühle eine Übersäuerung begünstigen können. Übersäuerung schlägt sich nicht nur in körperlichen Beschwerden nieder, sondern belastet auch die Seele. »Sauer macht lustig« – das ist wirklich nur ein Spruch und bezieht sich lediglich auf den sauren Geschmack einiger Lebensmittel, welche die Laune steigern sollen. Wenn dagegen der Körper »sauer« wird, scheint man keineswegs lustig zu sein. Die Erfahrung zeigt, dass chronische Übersäuerung sich im Gemüt niederschlägt. Übersäuerte Menschen wirken oft verbittert. Schon Ragnar Berg wies darauf hin, dass das seelische Befinden ganz offensichtlich eng mit der Säure-Basen-Bilanz des Organismus zusammenhängt. Demzufolge sind vergrämte, schlecht gelaunte und pessimistische Menschen eher übersäuert – sie sind »total sauer«. Fröhliche, gut gelaunte, optimistische Menschen sind dagegen eher »basisch«.

LEBENSWEISE UND ÜBERSÄUERUNG

79 Kann man eine Veranlagung zu Übersäuerung haben?

Der Stoffwechsel eines Menschen ist nicht genormt. Die Fähigkeit, ein Zuviel an Säuren oder an Basen abzufangen, ist bei jedem Menschen vorhanden, unterliegt aber seiner individuellen Stoffwechselleistung. Wie gut Ihr Stoffwechsel arbeitet und wie gut er somit Ihre »Ernährungssünden« auffangen kann, ist auch eine Frage Ihrer Erbanlagen. Zudem beeinflussen die Funktionsfähigkeit von Nieren, Lungen, Darm und Leber die Ausscheidung der Säuren. Menschen, deren Ausscheidungsfähigkeit durch Nierenfunktionsstörungen oder durch Stoffwechselschwächen gestört ist, neigen daher mehr zu Übersäuerung als andere. In diesem Sinne kann man tatsächlich eine Veranlagung zur Übersäuerung haben. Für die Gesundheit ist es wichtig, die eigenen Schwachstellen zu berücksichtigen, also etwa bei einer Nierenfunktionsstörung weniger Eiweiß zu essen.

80 Macht Stress sauer?

Stress ist einer der wichtigsten Säurebildner. Immer wieder haben am Säure-Basen-Haushalt interessierte Menschen, auch Wissenschaftler, Versuche gemacht, um die Auswirkung von Stress auf den Säure-Basen-Haushalt zu erforschen. Die Ergebnisse waren eindeutig: Eine noch so basische Ernährung konnte das schnelle Absinken des Urin-pH-Wertes nach der Nahrungsaufnahme nicht verhindern, wenn der Betreffende gleichzeitig Stress hatte. Im Rahmen dieser Versuche stellte sich ebenfalls heraus, dass positiver Stress, sogenannter Eustress, sich genauso säurebildend auswirkt wie negativer Stress – Disstress. Man erklärt sich das damit, dass die Stresshormone Adrenalin und Cortison im Körper vermehrt Säuren freisetzen.

Stress ist ein Alarmsignal des Körpers, das vor Gefahren warnt. In Bewegung, also Flucht, werden die Stresshormone wieder abgebaut. Da wir heute vor bedrohlichen Situationen meist nicht mehr wegrennen können, fällt es uns sehr schwer, nach dem Stress wieder zu entspannen.

81 Hat es Auswirkungen auf meinen Säure-Basen-Haushalt, wenn ich zu wenig schlafe?

Chronischer Schlafmangel gehört wie Stress inzwischen fast selbstverständlich zu unserer Lebensweise. Da nachts der Stoffwechsel besonders aktiv arbeitet und dafür Ruhe braucht, ist eine ausreichende Schlafmenge wichtig. Dies belegen auch neuere Untersuchungen, die Hinweise darauf geben, dass Langschläfer weniger zu Gewichtsproblemen neigen. »Schlank im Schlaf« – einiges spricht dafür, dass es tatsächlich funktioniert. Aus Sicht des Säure-Basen-Haushalts weiß man durch die Forschungen von Friedrich Sander, dass durch den Biorhythmus der Leber der Stoffwechsel nachts besonders aktiv ist und dabei viele Stoffwechselabfälle anfallen, die Säuren sind. Diese Säuren werden mit dem ersten Morgenurin ausgeschieden, was ihn sauer macht (→ Frage 61). Obwohl diese Zusammenhänge in neuerer Zeit noch nicht untersucht wurden, kann man davon ausgehen, dass dauerhafter Schlafmangel für ein Zurückhalten der Säuren im Körper sorgt und den Stoffwechsel bremst.

82 Macht Leistungssport sauer?

Eigentlich fördert Bewegung und hier besonders Ausdauersport das Gleichgewicht des Säure-Basen-Haushalts (→ ab Seite 224). Leistungssportler allerdings stehen unter extremen Stoffwechselbelastungen, die weder für Muskeln, Sehnen, Bänder noch für die Knochen gut sind. Da kaum jemand aus diesen Gründen seinen Intensivsport aufgeben wird, sollte man auf angemessene Entspannungsphasen, aktive Regeneration (etwa beim Schwimmen oder lockeren Laufen) sowie auf einen hohen Basenanteil in der Nahrung achten.

Wie wirkt sich basenüberschüssige Ernährung auf Leistungssportler aus?

Es gilt als gesichert, dass eine basenüberschüssige Ernährung bei Leistungssport von Vorteil ist. Die Leistungsfähigkeit von Radsportlern konnte experimentell durch Alkalisierung gesteigert werden, und mittlerweile ist nach Aussage der Deutschen Gesellschaft für Ernährung (DGE) nachgewiesen, dass bei Hochleistungssportlern eine basenreiche Kost die maximale Leistungsfähigkeit erhöht. Angeblich soll die deutsche Fußballweltmeister-Mannschaft von 1990 während der WM regelmäßig Basengetränke bekommen haben. Das heißt aber nicht, dass Sie komplett auf (säurebildendes) tierisches Eiweiß verzichten sollten, wenn Sie Leistungssport betreiben oder gerade für Ihren nächsten Marathonlauf trainieren. Am besten können jedoch die Stoffwechselkapazitäten auf gesunde Weise ausgenutzt werden, wenn Fisch oder Fleisch nur mit Salat oder Gemüse kombiniert wird statt zusätzlich mit Kartoffeln, Reis oder Nudeln. So ist das wertvolle Eiweiß für den Stoffwechsel besser verwertbar, wie schon Ragnar Berg wusste.

83 Sind depressive Menschen übersäuert?

Schon Ragnar Berg wies darauf hin, dass das seelische
Befinden eng mit der Säure-Basen-Bilanz zusammenhängt. Dass auch Depressionen mit chronischer Übersäuerung einhergehen, wurde bislang nicht nachgewiesen.
Doch leichtere Fälle sind durch viele Basenlieferanten in
der Nahrung und viel Bewegung und Aufenthalt in der
freien Natur beeinflussbar – also mit allem, was »basisch«
macht. Zusätzlich können Homöopathie (→ Frage 299
und Seite 233) oder Schüßler-Salze (→ Seite 188 ff.)
günstig wirken. Schwerere Formen – wenn Depressionen
in der Familie gehäuft vorkommen – sind dagegen
selten ohne fachärztliche Hilfe zu beeinflussen. Die
Umstellung auf basenüberschüssige Kost wirkt auch dann
entlastend, wenn Antidepressiva eingenommen werden,
da diese Medikamente den Stoffwechsel belasten.

84 Welche Organe erkranken zuerst, wenn man »übersäuert« ist?

Jeder Mensch hat erblich bedingt individuelle Schwach-
stellen, die bei einer zu starken Säurelast zuerst reagieren.
Ist das Immunsystem die Schwachstelle, reagiert der
Mensch mit Allergien oder Infektanfälligkeit. Neigt die
Haut zu Unreinheiten, verstärken sich diese. Häufige
Schwachstellen sind die Atemwege. Neben chronischer
Bronchitis und Asthma ist bei Störungen des Säure-Basen-
Haushalts auch immer der Magen-Darm-Trakt betroffen:
Da bei Basenmangel die Belegzellen des Magens vermehrt
basisches Natriumbikarbonat bilden, entsteht allmählich
ein Stresskreislauf, der zu Verdauungsstörungen mit
Blähungen, Schmerzen, saurem Aufstoßen bis hin zu
Krämpfen führen kann.

Übersäuerungs- oder Basenmangelkrankheiten

Die folgende Aufzählung bezieht sich auf Studien und Anwendungsbeobachtungen, die gezeigt haben, dass sich die Krankheitsbilder durch konsequente basenüberschüssige Ernährung deutlich verbessert haben. Es ist davon auszugehen, dass die Liste der durch basische Ernährung und Lebensweise günstig zu beeinflussenden Krankheitsbilder immer länger wird.

- Allergien, auch Heuschnupfen
- Arteriosklerose
- Arthritis, auch rheumatoide
- Bewegungsapparat, schmerzhafte Erkrankungen
- Bluthochdruck
- Cholesterinspiegel, erhöhter
- Diabetes mellitus (»Zuckerkrankheit«)
- Endometriose
- Entzündungen, auch Schleimhautentzündungen
- Fibromyalgie
- Gicht
- Hauterkrankungen, auch allergisch bedingte
- Hormonelle Störungen (Prämenstruelles Syndrom, Wechseljahrebeschwerden)
- Infektanfälligkeit
- Magen-Darm-Störungen (z. B. Durchfall, Verstopfung mit oder ohne Blähungen, Gastritis, Magengeschwüre)
- Migräne
- Osteoporose
- Reizdarm
- Rheumatische Erkrankungen
- Schmerzen, auch Regelschmerzen
- Wundheilungsstörungen
- Wachstumsverzögerung bei Kindern
- Weichteilrheumatismus
- Zyklusstörungen der Frau

85 Gibt es auch chronische Erkrankungen aufgrund von Basenüberschuss?

Es sind bislang keine chronischen Erkrankungen bekannt, die aufgrund eines Basenüberschusses entstanden sind. Die Ursache solcher Erkrankungen müsste eine latente Alkalose, also ein Basenüberschuss sein. Es sind keine Fälle bekannt, in denen dieser Befund erhoben wurde. Es gibt die akute Alkalose (→ Frage 40), die hier aber nicht gemeint ist. Eine latente (chronische) Alkalose ist schon deshalb nicht denkbar, weil auch bei einer an Obst und Gemüse reichen Ernährung immer noch viele »normale« Stoffwechselsäuren entstehen. Das ist der Grund, weshalb in Zusammenhang mit Störungen des Säure-Basen-Haushalts immer nur von Übersäuerung oder vielmehr von Basenmangel die Rede ist.

86 Sind Diabetiker immer übersäuert?

Ein an Diabetes erkrankter Mensch hat eine saure Stoffwechsellage – man nennt dies im Fachjargon eine azidotische Stoffwechsellage. Das liegt daran, dass bei Diabetes ständig Acetessigsäure gebildet wird, zu deren Neutralisierung wertvolle Basen benötigt werden. Der Stoffwechsel eines Diabetikers verbraucht aus diesem Grund unverhältnismäßig mehr Basen als ein gesunder Stoffwechsel. So herrscht bei Diabetes ein Basenmangel, und damit liegt eine Übersäuerung vor. Es kommen bei Diabetes in Ausnahmefällen auch Stoffwechselentgleisungen vor, bei denen die Pufferreserven des Blutes die Säuren nicht mehr abfangen können – ein lebensbedrohlicher Zustand. Ein Diabetiker – auch ein medikamentös gut eingestellter – ist permanent (chronisch) übersäuert. Eine stark vermehrte Zufuhr von Basen sowie eine »basische« Lebensweise können ausgleichend wirken und schützen vor weiteren Folgen des Basenmangels.

87 Ist die chronische Übersäuerung bei Diabetes nachweisbar?

Friedrich Sander wies in zahlreichen Messungen nach, dass alle Diabetiker »unlebendige« AQ-Tageskurven (→ Seite 65) ohne deutliche Basenfluten aufweisen. Das bedeutet, dass die Basen aus der Basenflut Säuren abfangen mussten. Eine »unlebendige« AQ-Tageskurve kann aber auch bei anderen chronischen Erkrankungen auftreten, die mit einer Übersäuerung einhergehen, und ist damit kein sicherer Hinweis auf Diabetes.

88 Führt eiweißreiche Kost wirklich zum Muskelaufbau?

Ragnar Berg konnte in monatelangen, akribisch ausgeführten Messungen zeigen, dass der Eiweißbedarf des Menschen bei säureüberschüssiger Ernährung höher liegt als unter basenüberschüssiger Ernährung. Das bedeutet: Säureüberschüssige Ernährung führt zu einem gesteigerten Abbau von Muskeleiweiß. Dies wurde auch in neueren Untersuchungen bestätigt. Die Ursache liegt vermutlich darin, dass bei basenüberschüssiger Ernährung das Nahrungseiweiß vom Organismus besser verwertet wird. Ragnar Berg kam in seinen Messreihen zu dem Ergebnis, dass der Mensch seinen Stoffwechsel mit weniger als 30 Gramm Eiweiß pro Tag im Gleichgewicht halten kann, sofern in der Nahrung ein Basenüberschuss besteht. Das galt jedoch nur dann, wenn sich die Versuchspersonen über Monate hinweg stark basenüberschüssig ernährten. Um Missverständnisse zu vermeiden: Ragnar Berg propagierte nicht etwa eine minimale Eiweißernährung! Er betonte lediglich die Wichtigkeit der basenüberschüssigen Ernährung. Eine eiweißreiche Nahrung sei erwünscht und unschädlich, wenn die Gesamtnahrung einen hinreichenden Überschuss an Basen aufweise.

89 | Was hat Gicht mit Übersäuerung zu tun?

Gicht ist eine Folge erhöhter Harnsäurekonzentration im Blut. Mediziner nennen dies Hyperurikämie. Normalerweise wird Harnsäure, die ins Blut gelangt, an Eiweiße gebunden (gepuffert) und abtransportiert. Fällt mehr Harnsäure an, als Puffer zur Verfügung stehen, kommt es zur Harnsäureablagerung an Gelenken, Sehnenscheiden und Nierenmark. Die nicht an Puffer gebundene Harnsäure lagert sich in Form scharfer, nadelförmiger Kristalle ab, was die typischen Schmerzanfälle hervorruft. Harnsäure entsteht durch den Abbau von Purinen (→ Seite 118 ff.), vorwiegend aus der Nahrung.

90 | Ist Gicht immer ernährungsbedingt?

Täglich fallen im Stoffwechsel 300 bis 400 mg Harnsäure unabhängig von der Nahrung an, die über die Nieren und in geringem Umfang über den Darm ausgeschieden wird. Die Erhöhung der Harnsäurekonzentration im Blut, mit Gicht als Folge, ist überwiegend durch Fehlernährung bedingt. Hoher Fleischkonsum gepaart mit Alkoholgenuss (vor allem Bier) ist der größte Übeltäter. Es gibt aber auch Störungen des Purinstoffwechsels, die durch einen Immun- oder einen Stoffwechseldefekt (Lesh-Nyhan-Syndrom) bedingt sind. Beides sind eher seltene, schwere Erkrankungen. Im Zusammenhang mit erhöhten Harnsäurewerten im Blut werden häufig Nierenfunktionsstörungen, auch Diabetes und andere Stoffwechselerkrankungen beobachtet.

> Harnsäure wird erst dann zu einem Problem für den Organismus, wenn die Eiweißpuffer aufgrund von zu viel Harnsäure verbraucht sind. Von Gicht bzw. Hyperurikämie spricht man, wenn die Harnsäurewerte im Blut auf über 6,5 mg/dl ansteigen.

> **So schonen Sie Ihre Nieren**
> Bei einem Menschen mit gesunden Nieren geht man von einem Tagesbedarf von etwa 0,7 Gramm Eiweiß pro Kilogramm Körpergewicht aus. Wenn Sie also 75 kg wiegen, liegt Ihr Bedarf bei rund 60 Gramm pro Tag. Das ist schon in einem mittelgroßen Steak enthalten! Vergessen Sie dabei nicht, dass zum Beispiel auch Getreide, Nüsse und Hülsenfrüchte Eiweiß enthalten. Nahrungsmitteltabellen geben genauere Auskunft (siehe »Bücher, die weiterhelfen«, Seite 245).

91 | Wie wirken sich Nierenerkrankungen auf den Säure-Basen-Haushalt aus?

Die Nieren sorgen im Normalfall durch ihren Basenspar-mechanismus (→ Seite 17) dafür, dass die lebensnotwendigen Basen weitgehend im Organismus bleiben. Bei Nierenfunktionsstörungen kann es zu gefährlichem Basenverlust kommen. Bei leichten sowie bei schweren, chronischen Nierenfunktionsstörungen ist eine basen-überschüssige Ernährung sehr hilfreich. Allein der Basen-überschuss in der Ernährung führt meist nach wenigen Wochen zu verbesserten Blutwerten und verbessertem Allgemeinbefinden – die Müdigkeit lässt nach, die Stimmung wird besser und die Leistungsfähigkeit kehrt zurück.

92 | Haben Nierensteine mit Übersäuerung zu tun?

Forscher und Befürworter basenüberschüssiger Kost haben die Entstehung von Nieren- und Gallensteinen mit zu hoher Säurelast in der Ernährung in Verbindung gebracht. Man beobachtete, dass die Bildung von Nierensteinen in einer sauren Stoffwechsellage begünstigt wird. Andere Untersuchungen zeigten, dass bei Patienten mit einer erhöhten Kalziumausscheidung im Urin und Kalziumsteinen allein die Einschränkung der täglichen Eiweißzufuhr wieder zu normalen Urinwerten führte. Dies ist interessant, wenn man etwa bedenkt, dass Milch – als eiweißreiches Lebensmittel – als Kalziumlieferant viel gepriesen wird (→ Frage 195). Die Zusammenhänge zwischen der Bildung von Nierensteinen und zu hoher Säurelast in der Nahrung sind offensichtlich. Die Erkenntnisse darüber durch Untersuchungen stehen erst am Anfang.

93 Hat Übergewicht mit latenter Übersäuerung zu tun?

Übergewicht und Übersäuerung bedingen sich gegenseitig, denn kein Mensch, der lange Zeit überwiegend von (basenbildendem) Obst und Gemüse gelebt hat, war je dick. Für Übergewicht gibt es zwei grundsätzliche Ursachen: falsche Ernährungsweise und Mangel an Bewegung! Es ist offensichtlich, was Übergewichtige falsch machen: Sie essen zu viel, zu oft zu viel Eiweiß, zu viel Weißmehlprodukte und Süßigkeiten, zu viel schlechte Fette und zu wenig Obst und Gemüse. Und: Sie bewegen sich zu wenig. Sie leben also im Säureüberschuss beziehungsweise im Basenmangel.

94 Sind übergewichtige Kinder schon übersäuert?

Ein gesundheitliches – und volkswirtschaftliches – Problem der kommenden Jahre, das sich bereits abzeichnet, sind die Krankheiten, die übergewichtige Kinder aufgrund ihrer Ernährungs- und Lebensweise entwickeln. Es ist hinreichend bekannt, dass Übergewicht in engstem Zusammenhang mit Erkrankungen des Stoffwechsels steht. Ein kranker Stoffwechsel weist, wie zahlreiche Untersuchungen und Beobachtungen zeigen, eine basenarme Stoffwechsellage auf. Die Ursachen für das Übergewicht (→ Frage 93) sind bei Kindern und Jugendlichen auf besondere Weise ausgeprägt: Sie essen viel Pommes, Chips, Süßigkeiten, Weißmehlprodukte, Fleisch und Wurst, trinken Cola und andere Softdrinks, sitzen stundenlang vor dem Fernseher oder Computer. Vor allem die Colagetränke sind bedenklich, denn die darin enthaltenen Phosphate und ihr hoher Puringehalt tragen entscheidend zu Basenverlust und damit zu Übersäuerung bei. Sie sind mitverantwortlich für unreine Gesichtshaut und Pickel sowie die am Bauchgewebe bereits oft auftretende Cellulite. Die für den Stoffwechsel so wichtige Bauchspeicheldrüse geht angesichts der vielen zuckerhaltigen Speisen in die Knie. Die Diabetesrate unter jungen Menschen steigt.

Gewicht reduzieren durch Entsäuerung

Es gibt zahlreiche Erfolgsmeldungen aus therapeutischen Praxen, die mit basenüberschüssigen Ernährungsempfehlungen arbeiten: Mittlerweile können wir mit Sicherheit sagen, dass eine Gewichtsreduzierung durch basenüberschüssige Ernährung und mehr Bewegung erstens funktioniert und zweitens gesund ist. So verzeichnen wir mit Basenfasten – der ein- bis mehrwöchigen Zufuhr von 100 Prozent Basischem (→ Seite 199 ff.) – dauerhafte Erfolge bei der Gewichtsreduktion unserer Patienten und Kursteilnehmer. Basenfasten ist so ausgelegt, dass die Fastenden darin geschult werden, ihre Ernährung dauerhaft basischer zu gestalten. Daher verbinden sich hier auf ideale Weise die Entlastung durch Meiden von Säurebildendem mit der Ernährungsumstellung durch das nötige Wissen. Nach einer Entsäuerungskur lässt sich mit einem 30-minütigen täglichen Bewegungsprogramm in Verbindung mit einem hohen Basenanteil in der Nahrung das Idealgewicht spielend leicht halten.

95 Was haben Magenerkrankungen mit Übersäuerung zu tun?

Direkte Zusammenhänge zwischen zu hohem Säureanteil in der Nahrung und Erkrankungen des Magens sind bislang nicht untersucht worden. Man kann jedoch davon ausgehen, dass ein Zuviel oder Zuwenig an Magensäureproduktion langfristig Auswirkungen auf den Säure-Basen-Haushalt hat. Immerhin befindet sich in den Belegzellen des Magens die größte Basenproduktionsstätte des Körpers. Wenn zu wenig Magensäure gebildet wird, sei es durch die Hemmung durch Medikamente oder durch eine Fehlfunktion, dann werden auch im Gegenzug zu wenig Basen gebildet (→ Frage 25).

Anazidität des Magens, das Fehlen von Magensäure, stellt in erster Linie ein Problem für die Verdauung von Fetten dar, denn dafür werden im Dünndarm die Basen gebraucht, die gleichzeitig mit der Magensäure entstehen und die Darmsäfte basischer machen. Ohne sie können die Verdauungsenzyme nicht optimal arbeiten.

Ein Zuviel an Magensäureproduktion (Hyperazidität) kann verschiedene Ursachen haben: Die Magensäureproduktion kann durch reizende Stoffe wie Koffein angeregt werden, sie kann aber auch eine Folge chronischer Übersäuerung sein. Der Forscher Friedrich Sander ging davon aus, dass jede Übersäuerung zunächst ein Basenmangel ist. Da bei der Säureproduktion im Magen automatisch Basen entstehen, kann man die Säureüberproduktion auch als eine »Notlösung« des Organismus ansehen, um mehr Basen zu erhalten. Sodbrennen ist die unangenehme Folge davon.

Das Problem ist vielschichtig und noch nicht genügend hinsichtlich der Säure-Basen-Bilanz in der Nahrung erforscht. Man weiß jedoch aus jahrzehntelanger Erfahrung, dass sich eine basenreiche Kost stets günstig auf Erkrankungen des Magens auswirkt.

96 Wie wirkt sich Übersäuerung auf den Darm aus?

Neben den Knochen (→ Frage 21) ist der Darm der Hauptbetroffene, wenn es dem Körper an Basen mangelt, denn seine Verdauungsenzyme sind auf Basen angewiesen, um optimal arbeiten können. Bei Basenmangel können Fette, Eiweiße und Kohlenhydrate nicht ausreichend abgebaut und verwertet werden (→ Frage 29). Die unvollständige Verdauung führt zu vermehrten Gärungsprozessen. Jede anhaltende pH-Wert-Verschiebung im Darm verändert die Bakterienzusammensetzung der sogenannten Darmflora: Die »guten« Darmbakterien wie Bifidobakterien, Milchsäurebakterien und Colibakterien werden weniger, während »schlechte« Bakterien und Pilze sich vermehrt ansiedeln. Die Veränderung der Darmflora – Dysbakterie genannt – beeinträchtigt das Immunsystem und fördert unter anderem die Entstehung von Infektanfälligkeiten, Allergien und Entzündungen.

97 Haben Darmpilze etwas mit Übersäuerung zu tun?

Darmpilze – meist handelt es sich dabei um Hefen wie etwa Candida albicans – sind keine Krankheitsursache, sondern ein Krankheitszeichen. Sie sind Folge einer veränderten Darmschleimhaut. Eine der Ursachen: Darmpilze können in einem basenarmen, geschwächten Organismus besser Fuß fassen, denn bei Basenmangel können Nährstoffe nur noch unvollständig verdaut werden. Unverdautes ist ein Nährboden für Pilze, es entstehen Gärungsgase: Blähungen. Die Angst vor Darmpilzen wurde vor einigen Jahren zum Modethema – aus Angst unterzogen sich viele strengen Antipilzdiäten. Eine einfache Entsäuerungskur (→ Seite 199 ff.) mit entsprechender Ernährungsumstellung schafft ausgeglichene basische Verhältnisse.

98 Wie hängt der Säure-Basen-Haushalt mit dem Kalziumstoffwechsel zusammen?

Bei zu hoher Eiweißzufuhr tritt im Körper ein Kalziumverlust auf, da die aus dem Eiweiß stammenden Säuren durch Kalzium aus dem Knochen abgepuffert werden. Hoher Proteinverzehr führt also zu einer negativen Kalziumbilanz – zum Kalziumverlust.

In den Knochen befinden sich 98 Prozent des gesamten Kalziumbestands im Körper. Kalzium steht im Organismus nicht immer in ausreichender Menge zur Verfügung: Die Kalziumaufnahme ist stark von den anderen Bestandteilen der Nahrung abhängig. Besonders Oxalate, Tannine und Phosphate (etwa in Spinat oder Cola) erschweren die Aufnahme (Resorption) des Kalziums. Auch Eiweiß und andere säurebildende Kost verschlechtert die Aufnahme von Kalzium, weshalb etwa das Kalzium aus der Milch nicht vollständig aufgenommen werden kann. Hoher Salzkonsum wiederum verstärkt die Kalziumausscheidung im Urin, wie Untersuchungen ergaben. Damit steigt erwiesenermaßen das Risiko für Knochenbrüche, etwa die von älteren Menschen so gefürchteten Brüche des Oberschenkelhalses.

Die Salze der im Pflanzenreich, etwa in Obst und Pilzen, sehr verbreiteten Zitronensäure dagegen verbessern die Ausnutzung des Kalziums. Eine basenüberschüssige Ernährung, die reich an frischem Obst und Pilzen ist, kann so das Risiko für Osteoporose senken (→ Frage 106). Die für Erwachsene empfehlenswerte tägliche Kalziumaufnahme liegt bei rund 1 Gramm. Die Kalziumaufnahme im Darm wird durch das Hormon Calcitriol stimuliert. Für dessen Bildung ist Vitamin D wichtig, das der Körper mithilfe von Sonnenlicht selbst bilden kann. Basenüberschüssige Ernährung und viel Bewegung an der frischen Luft stärken Ihre Knochen!

99 Was genau passiert bei Osteoporose?

Neben dem Magen sind die Knochen durch Basenmangel in der Nahrung am stärksten betroffen. Durch die Freisetzung basischer Mineralien tragen sie entscheidend zur Aufrechterhaltung stabiler pH-Bedingungen im Körper bei (→ Frage 21). Die Beanspruchung dieser Pufferfunktion geht bei langfristiger Übersäuerung allerdings zu Lasten der Knochenstabilität.

In den Knochen liegt Kalzium zum überwiegenden Teil als Kalziumphosphat vor, das dort in größere Kristalle des Minerals Apatit eingelagert ist. 98 Prozent des gesamten Kalziumbestandes (ca. 1 kg) befinden sich in den Knochen. Kalzium trägt entscheidend zur Stabilität der Knochen bei. Streng genommen ist es jedoch Kalziumphosphat, das die Knochen stabil macht, nicht das Kalzium allein. Kalziumphosphat ist ein basisches Salz, das neben seiner wichtigen Funktion im Knochen auch zum Blutpuffersystem gehört, welches den Säure-Basen-Haushalt stabil hält. Verschiebungen im Säure-Basen-Gleichgewicht führen daher zu Kalziumverlust im Knochen. Auch leichte Verschiebungen der Säure-Basen-Bilanzen, die sich nicht sofort messen lassen, führen zu Kalziumabbau im Knochen und zu den Folgen: Osteoporose und erhöhte Knochenbruchgefahr.

Der Kalziumabbau im Knochen ist ein schleichender Prozess, der viel zu lange nicht in Zusammenhang mit der Ernährungsweise gesehen wurde. Heute gibt es dagegen zahlreiche Studien, die eindeutig belegen, dass eine basenreiche Kost in Verbindung mit täglicher Bewegung die beste Vorbeugung gegen Kalziumverlust, Knochenabbau und damit gegen Osteoporose ist. Ein weiterer entscheidender Faktor zur Entstehung von Osteoporosc ist übrigens der weit verbreitete zu hohe Salzkonsum, der zu Kalziumverlust führt und damit ebenfalls die Knochendichte vermindert (→ Frage 177).

Osteoporose – eine Volkskrankheit

Osteoporose gehört laut der Weltgesundheitsorganisation (WHO) zu den 10 Krankheiten in Deutschland mit den höchsten Therapiekosten. Man geht davon aus, dass 7 Millionen Bundesbürger daran leiden: jede dritte Frau und jeder fünfte Mann.

Osteoporose ist die häufigste Knochenerkrankung im höheren Lebensalter und bedeutet den Verlust von Knochenmasse, Knochenstruktur und Knochenfunktion. Sie führt zu einem erhöhten Knochenbruchrisiko, besonders für Oberschenkel-, Unterarm- und Wirbelbrüche, sowie zu Schmerzen.

Frauen leiden häufiger unter Osteoporose als Männer; allerdings nimmt im hohen Alter die Häufigkeit bei beiden Geschlechtern stetig zu. Die Entstehung einer Osteoporose wird durch hohen Proteinverzehr, hohen Salzkonsum und durch säureüberschüssige Ernährung begünstigt. Fatal ist, dass der Kalziumverlust (→ Seite 84) bei säureüberschüssiger Ernährung nicht durch erhöhte Kalziumaufnahme ausgeglichen werden kann: Die Einnahme von Kalziumpräparaten bleibt bei gleichzeitiger säureüberschüssiger Ernährung wirkungslos.

Auf einem verbreiteten Irrtum beruht auch die Empfehlung, viel Milch zu trinken, um den Körper mit Kalzium zu versorgen: Das in der Milch enthaltene (säurebildende) Eiweiß behindert die Kalziumaufnahme aus der Milch.

Durch einen konsequent hohen Obst- und Gemüseverzehr kann der Übersäuerung und dem Kalziumverlust entgegengewirkt werden. Außerdem schützt ausreichend Bewegung vor Osteoporose, da sie zur Stabilität der Knochen beiträgt. Zudem wird bei sportlicher Bewegung die Muskulatur gekräftigt, was Knochenbrüchen vorbeugt.

So diagnostiziert der Arzt Osteoporose

➤ Zunächst befragt der Arzt den Patienten im Anamnesegespräch, welche Beschwerden dieser hat. Bei Osteoporose können Schmerzen im Rücken oder in anderen Bereichen des Körpers auftreten.

➤ Durch einen verminderten Kalziumsalzgehalt der Knochen ist das Risiko für Knochenbrüche erhöht. Betroffen sind davon vor allem Frauen in und nach den Wechseljahren, Männer in höherem Alter, Alkoholiker und Menschen mit Mangelernährung und/oder Übersäuerung. Auch diese Parameter bezieht der Arzt in seine Diagnosestellung mit ein.

➤ Das medizinisch-technische Verfahren zur Diagnostik der Osteoporose ist die Osteodensitometrie (Knochendichtemessung). Die gebräuchlichen Verfahren beruhen darauf, dass energiereiche Strahlen (die radioaktiven Röntgenstrahlen) vom Knochen abgeschwächt werden; je dünner der Knochen ist, desto geringer fällt die Schwächung aus. Ein genaues und praktikables Verfahren ist die quantitative Computertomographie (qCT); ausgewertet werden Aufnahmen des Lendenwirbelbereichs. Sehr genau, aber auch sehr aufwendig ist die szintigraphisch-nuklearmedizinische Messung der Knochendichte am Oberschenkelknochen (Oberschenkelhals). Der »Goldstandard«, also das genaueste Verfahren zur Knochendichtemessung, ist derzeit das sogenannte DXA-Verfahren (Dual-X-Ray-Absorptiometry). Die Kosten für die Untersuchung werden unter bestimmten Voraussetzungen von der Krankenkasse übernommen, fragen Sie Ihren Arzt danach.

➤ Eine Blutuntersuchung kann Aufschluss über das Verhältnis von knochenabbauenden und -aufbauenden Zellen geben. Sie ist allerdings sehr teuer und wird von der Kasse nicht bezahlt.

100 Können auch Zyklusstörungen der Frau, etwa Menstruationsbeschwerden, etwas mit Übersäuerung zu tun haben?

Der Zusammenhang von hormonellen Störungen aller Art mit dem Säure-Basen-Haushalt wurde bislang nur wenig untersucht. Es gibt aber zahlreiche Anwenderbeobachtungen, die belegen, dass insbesondere das Prämenstruelle Syndrom (PMS) offensichtlich mit einer Übersäuerung zusammenhängen muss. Seine Ursachen sind medizinisch gesehen noch unklar, man geht aber davon aus, dass es durch einen Mangel des Sexualhormons Progesteron ausgelöst wird, dessen Ursachen wiederum ebenfalls noch im Dunkeln liegen.

Das Prämenstruelle Syndrom kann sich sehr vielfältig äußern: Kreislaufprobleme, Antriebsschwäche, Spannungsgefühl und Ziehen in den Brüsten, Krämpfe im Unterleib, Neigung zu Wasseransammlung im Körper, Gewichtszunahme, Kopfschmerzen, Migräne, Völlegefühl, Verstopfung, depressive Verstimmungen, Gereiztheit und abrupte Stimmungsumschwünge.

Bereits ein mehrwöchiger Basenüberschuss in der Nahrung verbessert die PMS-Problematik deutlich. In all den Jahren, in denen wir in unserer Praxis Menschen bei Basenfasten begleitet haben, konnten wir immer wieder beobachten, dass bereits nach einer Woche Basenfasten – dem reinen Verzehr von Basenlieferanten – die durch PMS bedingten Beschwerden zurückgingen. Die Patientinnen, die sich danach auch weiterhin basenbetont ernährten, sind seit Jahren beschwerdefrei.

Inwiefern sich eine basenüberschüssige Ernährung günstig auf andere Zyklusstörungen neben dem Prämenstruellen Syndrom auswirkt, darüber gibt es bislang nur einige Erfahrungsberichte, die zeigen, dass ein deutlicher Basenüberschuss in der Nahrung auch einen insgesamt positiven Einfluss auf den Hormonhaushalt hat.

101 Ist Endometriose ernährungsabhängig?

Als Endometriose bezeichnet man das Vorkommen von Gebärmutterschleimhaut außerhalb der Gebärmutter, was mit starken Schmerzen einhergeht. Endometriose ist eine Krankheit, die sehr im Zunehmen begriffen ist: Man geht davon aus, dass in Deutschland 2 bis 4 Millionen Frauen darunter leiden. Endometriose wird als Mitursache für Unfruchtbarkeit angesehen – auch diese stellt ein zunehmendes Problem dar. Es gilt als wahrscheinlich, dass unsere Lebensweise damit zu tun hat. Frauen, die an Endometriose leiden, haben häufig auch mit Allergien und Störungen der Verdauung zu tun. Man diskutiert einen Zusammenhang mit fett- und fleischreicher Kost sowie ballaststoffarmer Ernährung.

Ist also eine Fehlernährung häufige Ursache von Endometriose und Unfruchtbarkeit? Auch wenn dies noch nicht bewiesen ist, so sprechen doch einige Fakten dafür. Versuche haben ergeben, dass bereits das Weglassen einer Fast-Food-Mahlzeit pro Tag zu einer deutlichen Linderung der Endometriosebeschwerden führt! Doch nicht nur Ernährungsumstellung, auch körperliche Bewegung und der Verzicht auf Nikotin haben in Versuchsreihen zu Besserungen geführt. So wie PMS-Beschwerden durch Basenüberschuss in der Nahrung gelindert werden können, ist auch die Endometriose durch mehr Basen günstig zu beeinflussen.

102 Wie entsteht eigentlich Cellulite?

Bei Cellulite handelt es sich zunächst um eine Stoffwechselstörung des Bindegewebes, in deren Verlauf es zu Einlagerung von sogenannten »Schlacken« (→ Frage 47) kommt. Neuere Untersuchungen haben ergeben, dass es sich bei diesen Schlacken um Fetteinlagerungen im Unterhautgewebe handelt. Fett ist immer im Unterhautgewebe enthalten, wird aber im Normalfall ständig neu ab- und aufgebaut. Bei Stoffwechselstörungen des Bindegewebes werden die Fette nicht schnell genug abgebaut, und es kommt auf diese Weise zu einer Ansammlung alter Fette, die sich im Laufe der Zeit verfestigen. So entstehen die typischen Dellen, Querstreifen und Geweberisse, die das Phänomen Orangenhaut ausmachen.

Viele Erfahrungsheilkundige gehen davon aus, dass die der Cellulite zugrundeliegende Stoffwechselstörung des Bindegewebes in engem Zusammenhang mit chronischer Übersäuerung steht. So sprach Friedrich Sander stets von der Übersäuerung des Bindegewebes. Man untersucht allerdings, ob an der Ausbildung der Querstreifen nicht auch Eiweißablagerungen beteiligt sind.

Die Ausbildung der Cellulite ist verbunden mit Symptomen wie Hautjucken und vermehrter Wasserbindung im Unterhautgewebe sowie Spannungsgefühl. Cellulite führt zur Gewebsschädigung. Auffallend ist, dass Cellulite immer gehäufter bereits bei jungen Menschen auftritt, und das meist in Verbindung mit Übergewicht. Fastfood, Weißmehlprodukten, Süßigkeiten, viel tierischem Eiweiß, Softdrinks, Bewegungsmangel und immer früher auch Alkohol und Zigaretten – diese Komponenten junger Menschen legen einen Zusammenhang zwischen Übersäuerung und Cellulite nahe.

103 Sind Allergien ein Zeichen für Übersäuerung?

Der Zusammenhang zwischen Allergien und einem gestörten Säure-Basen-Haushalt ist bislang nicht wissenschaftlich erforscht worden. Es gibt aber zahlreiche Erfolge in der Behandlung allergischer Erkrankungen, die im Rahmen einer Entsäuerungskur zu beobachten waren. So sind Heuschnupfen, Nahrungsmittelallergien und andere Unverträglichkeiten durch eine konsequente Umstellung auf

Basenüberschuss in der Nahrung bei zahlreichen Patienten zurückgegangen. In der Erfahrungsmedizin geht man davon aus, dass bei Allergien Stoffwechselstörungen vorliegen, die auch den Säure-Basen-Haushalt beeinflussen und umgekehrt. Auch ist relativ gesichert, dass der Darm und das darin wirkende Immunsystem bei Allergien und Unverträglichkeitsreaktionen eine Rolle spielen. Bedenkt man, dass eine chronische Übersäuerung auch zu einer Veränderung der Darmflora führt (→ Frage 96) und damit eine Schwächung der Immunabwehr zur Folge hat, dann liegt ein Zusammenspiel zwischen Basenarmut im Körper – was zu einer Basenarmut im Darm führt – und Allergien nahe.

104 Hängen Entzündungen, auch solche der Haut, mit Übersäuerung zusammen?

Der Zusammenhang zwischen Entzündungen und Übersäuerung wurde bislang wenig erforscht. Es gibt einige Krankheitsbilder, die mit Entzündungen einhergehen und die man in manchen Forscherkreisen mit Übersäuerung in Zusammenhang bringt. Dazu gehören Schleimhautentzündungen wie Zahnfleischentzündungen und Magenschleimhautentzündung, rheumatische Prozesse, Infekte und entzündliche Hauterkrankungen. Jahrzehntelange Erfahrungen mit basenüberschüssiger Ernährung haben immer wieder verdeutlicht, dass Entzündungen vermehrt auftreten, wenn gleichzeitig Basenmangel durch zu viele Säuren in der Nahrung besteht. Auch Akne, selbst dann, wenn sie hormonell bedingt ist, geht durch Basenüberschuss in der Nahrung zurück. Das Hautbild reagiert im Allgemeinen sehr positiv auf basenüberschüssige Ernährung, Hautunreinheiten werden immer positiv beeinflusst. Entsäuerungskuren, bei denen für einige Zeit nur Basenlieferanten verzehrt werden, führen bereits nach wenigen Tagen zu einem deutlich verbesserten Hautbild.

105 Wie verändert sich der Säure-Basen-Haushalt mit steigendem Lebensalter?

Insgesamt gibt es noch wenig abgesicherte Erkenntnisse über Veränderungen des Säure-Basen-Haushalts in verschiedenen Lebensphasen. Einige Befunde liegen jedoch vor. Bei Frühgeborenen wurde beobachtet, dass eine hohe ernährungsbedingte Säurebelastung zu einer Wachstumsverzögerung führen kann. Bei älteren Menschen tritt häufig eine Einschränkung der Säureausscheidungskapazität der Niere auf, das heißt, die Niere kann nicht mehr im gleichen Maße Säuren ausscheiden wie beim jüngeren Menschen. Im Lauf des Lebens kommt es also zu einer altersbedingten Funktionseinschränkung der Nieren. Dies ist auch ein Grund für die Entwicklung der Osteoporose im höheren Lebensalter. Umso wichtiger wird die ausreichende Zufuhr basenüberschüssiger Nahrung. Aus Ragnar Bergs Untersuchungen geht hervor, dass mit zunehmendem Alter der Chlorgehalt des Gewebes ansteigt. Berg nahm an, dass Chlorid, an basische Proteine gebunden, im Gewebe abgelagert wird. Dies sei einer der Gründe für das Altern des menschlichen Organismus.

106 Welchen Einfluss hat basenüberschüssige oder säureüberschüssige Ernährung auf die Gesundheit Heranwachsender?

Es gibt bislang wenige Studien, die die Gesundheit Heranwachsender in Bezug auf Säure-Basen-Bilanzen in der Nahrung dargestellt haben. 2004 hat man den Zusammenhang zwischen Knochendichte und Obstverzehr bei 12-jährigen Mädchen untersucht. Die Mädchen, die viel Obst verzehrt haben, wiesen eine deutlich höhere Knochendichte auf als die Mädchen, die nur wenig Obst verzehrt haben. Man erklärt sich das mit dem hohen Gehalt an basischen Mineralstoffen von Obst, denn es gibt auch andere Untersuchungen, die den Zusammenhang zwischen Basenüberschuss in der Ernährung und höherer Knochendichte belegen. Im Speiseplan von Kindern und Jugendlichen ist ein höherer Anteil an Obst, Salat und Gemüse nicht nur sinnvoll im Hinblick auf Regulierung des Körpergewichts, sondern auch für gesundes Wachstum und Knochenstabilität.

107 Kann ich mir die Wechseljahre mit basischer Ernährung leichter machen?

In den Wechseljahren, einem Zeitraum der sich auf gute zehn Jahre erstreckt, fühlen sich viele Frauen mehr als unwohl. Der Stoffwechsel wird träger, der Zeiger der Waage klettert beständig nach oben, die Haut wird trockener und faltiger, die Stimmung schwankt und mit ihr die Leistungsfähigkeit und der Schlaf – um nur einige der Beschwerden zu nennen. Zahlreiche Frauen klagen während dieser Zeit auch über Müdigkeit und Antriebslosigkeit. Und: Die Gefahr, an Osteoporose zu erkranken, steigt. Der Osteoporose kann durch Basenüberschuss in der Nahrung und durch tägliche Bewegung vorgebeugt werden (→ Seite 218 ff.). Ein Basenüberschuss in der Nahrung wirkt sich auch günstig auf alle Wechseljahresbeschwerden aus. Besonders die Folgen des langsamer werdenden Stoffwechsels sind durch genügend Basen in der Nahrung in Schach zu halten. So ist Gewichtszunahme während der Wechseljahre kein unabwendbares Schicksal. Das einfache Rezept: Basenlieferanten verdreifachen und Eiweiße und andere Säurebildner reduzieren. Dazu doppelt so viel Bewegung wie vor den Wechseljahren, und das Leben wird wieder leichter. Ein bis zwei Wochen Basenfasten helfen, den Stoffwechsel während der Wechseljahre zu stärken, ihn mit Mineralien »anzukurbeln«.

ALLGEMEINE FRAGEN ZU ERNÄHRUNG UND SÄURE-BASEN-HAUSHALT

Dass die Ernährung sich auf den Säure-Basen-Haushalt auswirkt, ist unbestritten. Wie stark sie Einfluss nimmt, wird seit rund hundert Jahren immer wieder diskutiert, aber leider viel zu wenig systematisch erforscht. Eigentlich ist dies verwunderlich, denn es ist längst wissenschaftlich belegt, dass ein Mangel an bestimmten Nährstoffen zu Krankheiten führt und dass man Nährstoffe idealerweise über frische Nahrung aufnimmt. Der Säure-Basen-Haushalt erfüllt im Organismus lebenswichtige Funktionen und ist, wie auch die Organe, auf die Zufuhr von Vitalstoffen angewiesen. Er kann durch seine vielfältigen Regulierungsmechanismen Ernährungssünden ausgleichen. Doch irgendwann stößt er an seine Grenzen, irgendwann sind seine Puffersysteme erschöpft. Das Problem, das sich in den westlichen Industrieländern stellt, ist, dass die übliche Ernährung mit »Zivilisationskost« unverhältnismäßig viele Säurebildner enthält und damit über kurz oder lang die Pufferreserven erschöpft. Praktische Erfahrungen mit Patienten zeigen, dass jahrelange säureüberschüssige Ernährung sich immer nachteilig auf die Gesundheit auswirkt. In welchem Maße sie das tut, hängt von der persönlichen körperlichen und seelischen Veranlagung und Verfassung des betroffenen Menschen ab und davon, inwieweit er durch seinen Lebensstil die Ernährungsfehler ausgleicht, insbesondere mit sportlicher Betätigung. Anhand der Urin-pH-Verlaufskontrolle (→ Seite 52 ff.) können Sie sich auch selbst einmal ein Bild davon machen, wie es nach dem Genuss einer rein basischen Mahlzeit zu einer entsprechend hohen Basenflut kommt und wie nach einigen Stunden, wenn Sie schließlich wieder hungrig werden, eine Säureflut einsetzt.

Ernährung damals und heute

108 Wie war die Säure-Basen-Wertigkeit in der Ernährung unserer Vorfahren?

Mit computergestützten Methoden haben Wissenschaftler untersucht, wie unsere Vorfahren sich ernährt haben – in einer Zeit, als es noch keine Landwirtschaft gab. Die Ergebnisse sind frappierend: 87 Prozent aller untersuchten frühzeitlichen Ernährungsformen waren basenüberschüssig! Die Geschichte zeichnet also einen historischen Wechsel von einst basenüberschüssiger Ernährung zu säureüberschüssiger Ernährung in der heutigen Zeit. Die wild wachsenden, stark basenbildenden pflanzlichen Lebensmittel unserer frühen Vorfahren wurden verdrängt und durch Getreide und nährstoffarme Lebensmittel mit hoher Energie-(Kalorien-)Dichte ersetzt. Es ist davon auszugehen, dass unsere genetische Ausstattung, die sich ja über Millionen von Jahre entwickelt hat, auf eine basenüberschüssige Ernährung abgestimmt ist und nicht auf eine säureüberschüssige.

109 Machen Ärzte schon seit längerem Erfahrungen mit basischer Ernährung?

Anfang des vorigen Jahrhunderts wurde alkalisierende (basenbildende) Kost nicht nur von naturheilkundlichen Ärzten therapeutisch und vorbeugend angewandt; auch Schulmediziner verordneten sie bei Stoffwechselerkrankungen, Bluthochdruck, chronischen Nierenkrankheiten, Magen- und Zwölffingerdarmgeschwür sowie Hyperazidität (Übersäuerung) des Magens – oft mit überragendem Erfolg. So wurde bei Nierenbeckenentzündungen der Erreger in vielen Fällen durch eine »Schaukeldiät« (säuernde und alkalisierende Kost alle drei Tage abwechselnd) beseitigt. Bei Diabetes konnten die Insulingaben reduziert werden; die Schwankungen des Blutzuckerspiegels im

Tageslauf verringerten sich, und insbesondere nahm die Gefahr einer Unterzuckerung (Hypoglykämie) ab. Die Alkalisierung wirkte zudem entwässernd: Ödeme bei Nieren- und Herzpatienten wurden ausgeschwemmt und bildeten sich dank Rohkost und zusätzlichen Basen-präparaten nicht erneut.

110 Gab es früher schon praktische Regeln für den Hausgebrauch über eine gesunde Zusammensetzung der Ernährung?

Bereits 1922 stellten die amerikanischen Wissenschaftler Sherman und Smith eine Formel auf, mit der sie die ame-rikanischen Hausfrauen dazu bringen wollten, für ihre Familien mehr Obst und Gemüse einzukaufen. Sie lautete: »Gib mindestens ebenso viel für Gemüse, Früchte und Milch wie für Fleisch, Cerealien (Getreide) und Süßig-keiten aus.« Diese Formel war angepasst an die damaligen Preisverhältnisse in den USA. Dabei ist zu berücksichti-gen, dass die Milch damals noch nicht wie heute in einen denaturierten Zustand versetzt wurde. Das heißt, man trank viel mehr unpasteurisierte Milch, die leicht basen-bildend wirkt. Ragnar Berg veränderte die amerikanische Faustregel im Sinne der deutschen Verhältnisse, erweiterte sie und bezog sich auf Mengen statt auf Kosten: »Man esse fünf- bis siebenmal so viel Kartoffeln, Wurzeln, Gemüse und Früchte wie alle anderen Nahrungsmittel zusammen, esse einen Teil dieser Vegetabilien täglich roh und verzehre nicht mehr als höchstens einen halben Liter Milch täg-lich.« In den vergangenen Jahren gab es die »Fünf-am-Tag«-Kampagne – die Empfehlung, jeden Tag fünf faust-große Portionen Obst und/oder Gemüse zu verzehren. Vor allem in der Krebsforschung hat sich gezeigt, dass viel Obst und Gemüse in der Ernährung einen Schutz vor Krebs-erkrankungen darstellt. Die Vorteile einer an Obst und Gemüse reichen Ernährung liegen also auf der Hand.

111 Wie wirkten sich die beiden Weltkriege auf die Ernährung in Deutschland aus?

Sowohl nach dem Ersten Weltkrieg als auch nach dem Zweiten Weltkrieg war das Nahrungsangebot in den Städten sehr schlecht (auf dem Land mussten die Wenigsten hungern). Ein Großteil der Bevölkerung war unterernährt und entsprechend krankheitsanfällig. Wer etwas zu essen bekam, aß es möglichst auf, da man ja nicht wusste, wann man das nächste Mal etwas bekam. Bei den wertvollen (und verderblichen) Gütern Fleisch, Wurst oder Käse galt dies natürlich umso mehr. Uns allen sitzt noch der Satz »Essen wirft man nicht weg!« tief im Unterbewusstsein. Doch schon wenige Jahre nach den Kriegen ging es den Menschen in Deutschland wirtschaftlich wieder besser, und sie hatten regelmäßiger Fleisch und Wurst auf dem Speiseplan. Kurze Zeit nach dem Zweiten Weltkrieg kam mit dem Wirtschaftswunder der materielle Wohlstand. Die meisten Menschen konnten sich nun eine reich gedeckte Tafel leisten, nicht nur an Feiertagen. So wurde über Jahrzehnte hinweg bedenkenlos vor allem »reichhaltig« gegessen. Die Nahrungsmittelindustrie entzückte die moderne Hausfrau mit immer neuen, raffinierten Fertigprodukten, die ihr die Arbeit erleichtern sollten. Menge und Genuss standen im Vordergrund. Die Auswirkungen – Zunahme der Stoffwechselerkrankungen und des Körpergewichts – wurden erst in den vergangenen Jahren richtig erkannt. Heute muss in Deutschland kaum jemand hungern. Dennoch sind längst nicht alle »satten« Menschen mit allen notwendigen Vitalstoffen versorgt. Die industrielle Verarbeitung von Lebensmitteln und die einseitige Ausnutzung der Böden hat uns volle Teller mit wenig Nährstoffen beschert. Wir »verhungern« sozusagen vor vollen Tellern. Eine ausgewogene Vollwertkost mit viel Gemüse, Obst, Kräutern und anderen frischen Zutaten kann diesen Mangel beheben und Mangelerscheinungen vorbeugen.

112 Welche Reformbewegungen gab es in Deutschland?

Zum Ende des 19. Jahrhunderts war die Naturheilkunde von populären Laien wie Prießnitz, Kneipp und anderen geprägt. Im Gegensatz dazu wurde die Ernährungsreformbewegung von naturwissenschaftlich ausgebildeten Ärzten und Wissenschaftlern wie Bircher-Benner und Ragnar Berg (→ Seite 102 f.) vertreten. Beide legten großen Wert auf die streng naturwissenschaftliche Begründung der Ernährungstherapie. Schon damals gingen die Ansichten über gesunde Ernährung weit auseinander. Einige Vertreter der Lebensreformbewegung engagierten sich dafür, die Gegensätze zwischen Schulmedizin und Naturheilkunde zu überbrücken. Anfang des 20. Jahrhunderts wurden sogar einige Lehrstühle für Naturheilkunde an deutschen Universitäten errichtet.

Im Grunde geht die heutige wissenschaftliche Denkweise auf den Arzt Rudolf Virchow zurück, der die Zelle in den Vordergrund stellte und das darum liegende Bindegewebe, dessen Beschaffenheit für den Stoffwechsel entscheidend ist, ignorierte. Zur Ernährung äußerte er sich 1868: »Eine streng wissenschaftliche Diätetik ist bis jetzt noch unmöglich.« Dies wurde offenbar von Ärzten als Verbot verstanden, mit der Folge, dass Laien sich um die Ernährung kümmerten. So führte etwa der Fuhrmann Johannes Schroth seine Schroth-Kur in die Naturheilverfahren ein. Eine »Ernährungsreform« der anderen Art setzte Mitte des 19. Jahrhunderts ein: die beginnende industrielle Verarbeitung und Konservierung von Lebensmitteln sowie die Ausweitung von Tierhaltung und Fleischkonsum.

Die oben beschriebene Ernährungsreformbewegung zerfiel in den 1920er Jahren in vier Hauptrichtungen: den Vegetarismus, die Rohkostbewegung, die Nährsalz-Bewegung sowie die basenüberschüssige Ernährung mit ihrem Hauptvertreter Ragnar Berg.

AUSGEWOGENE ERNÄHRUNG

113 **Muss ich weniger Angst vor Vitamin- und Mineralienmangel haben, wenn ich mich basenhaltiger ernähre?**

Es ist auffallend, wie viele unserer Patienten in Sorge sind, einen Mangel an Vitalstoffen, also an Vitaminen, Mineralien oder bioaktiven Stoffen, zu haben. Dies ist seit einigen Jahren zum Modethema geworden. Interessanterweise denken die Wenigsten darüber nach, ihre Vitalstoffe aus natürlicher Nahrung zu beziehen. Der Griff zu »Nahrungsergänzungsmitteln«, die es in jedem Drogeriemarkt gibt, scheint den meisten Menschen naheliegender. Die Umstellung auf basenüberschüssige Nahrung ist jedoch preiswerter, und diese schmeckt viel besser. Das Zauberwort heißt Ausgewogenheit. Wer sich abwechslungsreich mit basenüberschüssiger Frischkost ernährt, also täglich Obst und Gemüse, frische Kräuter und frische Keimlinge zu sich nimmt, muss sich vor Vitalstoffmangel nicht fürchten. Dies gilt insbesondere dann, wenn die Lebensmittel aus biologischem Anbau und möglichst aus der Region stammen, also keine langen Transportwege hinter sich haben.

114 **Muss ich den Verlust von Muskelmasse befürchten, wenn ich mich basenüberschüssig ernähre?**

Eine abwechslungsreiche, basenüberschüssige Ernährung verhindert sowohl den Eiweißüberschuss als auch den Eiweißmangel. Eiweiß wirkt muskelaufbauend, und die Angst vor einem Mangel ist mit der Angst vor dem Verlust körperlicher Kräfte eng verbunden. Um sich von dieser Angst zu lösen, muss man sich einmal Folgendes vor Augen halten: Wir leben in einem Land, in dem wir an jeder Ecke eine eiweißhaltige Mahlzeit erwerben können und auf Speisekarten kaum ein eiweißarmes Gericht finden.

Statistisch gesehen verzehren Bundesbürger im Durchschnitt doppelt so viel Eiweiß, wie ihr Körper braucht und verwerten kann. Das überschüssige Eiweiß wird, im Gegensatz zur weit verbreiteten Meinung vieler Wissenschaftler, gespeichert, belastet den Organismus und kann die Stoffwechselvorgänge stören. Es gibt auch einige Eiweißspeicherkrankheiten. Die Angst vor Eiweißüberschuss hätte daher mehr Berechtigung als die Angst vor Eiweißmangel. Ein bis drei Wochen völliger Verzicht auf tierische Eiweiße wie beim Fasten und Basenfasten (→ Seite 199 ff.) entlasten den Körper enorm und sorgt für einen Abbau der Eiweißüberschüsse. Wer nicht untergewichtig ist, muss dabei keine Angst vor einem Abbau von Muskelmasse haben: Die meisten Menschen haben genügend »Eiweißreserven« im Körper.

115 Enthalten pflanzliche Nahrungsmittel nicht insgesamt zu wenig Eiweiß?

Das meiste Eiweiß nehmen wir in Form von tierischem Eiweiß zu uns: Fleisch, Fisch, Eier, Milchprodukte – alles Säurebildner. Pflanzliche Lebensmittel enthalten weniger, aber sehr hochwertige, im Körper basisch wirkende Eiweiße: Sie bieten Qualität vor Quantität. Umgekehrt ist es bei Fleisch, Fisch, Milch oder Eiern, meist zudem aus Massentierhaltung, die im Körper viel Säure bilden – ganz abgesehen davon, dass sie oft Medikamentenrückstände und sonstige Belastungen enthalten. Es ist mehr als fragwürdig, wenn etwa behauptet wird, dass Geflügel gut für Schwangere sei, weil es viel Zink enthält. Auch Sesam enthält beispielsweise viel Zink, liefert Basen – und sein Anbau verbraucht sehr viel weniger Rohstoffe als die Aufzucht eines zudem gequälten Huhns. Bei einer basenüberschüssigen Kost sinkt übrigens der tägliche Eiweißbedarf, da das Eiweiß zusammen mit basischen Lebensmitteln besser verwertet wird.

Wie viel Eiweiß braucht ein Mensch?

➤ Ein erwachsener Mensch sollte täglich 30 bis 60 g Eiweiß zu sich nehmen. Das ist bereits in einer Portion Fleisch oder Fisch von 150 bis 200 g enthalten. Frauen benötigen etwas weniger Eiweiß als Männer.

➤ Die tägliche Eiweißzufuhr in den westlichen Industrieländern liegt bei 80 bis 150 g pro Person. Positive Effekte des erhöhten Eiweißkonsums wurden bislang nicht gefunden – negative jedoch sehr wohl: Langfristige Folgen sind latente Übersäuerung des Bindegewebes und Stoffwechselstörungen.

➤ Im Rahmen einer ausgewogenen Ernährung ist nichts gegen einen maßvollen Genuss von tierischem Eiweiß zu sagen – achten Sie aber auf Qualität und die Herkunft aus biologischer Landwirtschaft.

➤ Bei basenüberschüssiger Kost sinkt der Eiweißbedarf, da Eiweiß zusammen mit basischen Lebensmitteln besser verwertet wird.

116 Wie bekomme ich genügend Eiweiß?

Wenn Sie sich gesund und basenüberschüssig ernähren wollen, müssen Sie nicht auf Eiweiß verzichten. Zu einer ausgewogenen Kost gehört auch Eiweiß. Genießen Sie maßvoll tierische Eiweißlieferanten von hoher Qualität, und ergänzen Sie sie durch viele basenüberschüssige Lebensmittel, die besonders hochwertiges Eiweiß enthalten (→ Frage 115). Zahlreiche Beobachtungen zeigen, dass tierisches Eiweiß besser verwertet werden kann, wenn ansonsten viele basenbildende Nahrungsmittel gegessen werden – also Obst und Gemüse. Wenn Sie zum Beispiel mittags ein feines Putenschnitzel genießen wollen, essen Sie davor einen gemischten Rohkostsalat und zum Schnitzel eine große Portion Saisongemüse. So wird Ihre Mahlzeit insgesamt deutlich basisch und liefert genug Eiweiß.

117 | Woher weiß man denn, wie Lebensmittel auf den Säure-Basen-Haushalt wirken?

Vor rund hundert Jahren begannen Ernährungsforscher sich mit der Nahrung hinsichtlich ihrer Säure- und Basenwirkung zu beschäftigen. Die wissenschaftliche Medizin entdeckte gerade die Bedeutung der Mineralstoffe. 1912 wurden dann die Vitamine entdeckt. Man erforschte, in welchen Nahrungsmitteln welche Vitalstoffe enthalten sind. Einige Forscher beschäftigen sich auch damit, welche Auswirkungen der Säure- und Basenanteil der Nahrung auf Gesundheit und Krankheitsentstehung hat. Allein die Experimente, Untersuchungen und Selbstversuche von Ragnar Berg belegen vielfach, dass eine basenreiche Kost gesund erhaltend wirkt. Nach Bergs Tod interessierten sich die Forscher lange nicht mehr für das Thema. Erst die Professoren Thomas Remer, Friedrich Manz und Jürgen Vormann belebten es in jüngerer Zeit wieder mit neuen Forschungen und sammelten weltweit Studien zu den Auswirkungen säure- oder basenüberschüssiger Kost.

Ragnar Berg – der Begründer der basenüberschüssigen Kost

Carl Gustav Ragnar Berg wurde am 1. September 1873 in Göteborg geboren und starb am 31. März 1956 im deutschen Borstel. Von Beruf Chemiker, kam er 1896 nach Deutschland, um hier zu arbeiten und zu forschen und erst 1945 wieder nach Schweden zurückzukehren. Als Wissenschaftler arbeitete er in seinen Labors mit außerordentlicher Gründlichkeit – täglich 11 bis 16 Stunden. Ein wesentlicher Teil seiner Erkenntnisse stammt aus monatelangen akribisch durchgeführten Selbstversuchen. Seine Untersuchungen waren ungewöhnlich breit und tief; nicht viele Institute seiner Zeit konnten sich damit messen.

Der sympathische, kämpferische Forscher trug sehr zur Aufwertung der Kartoffel als Grundnahrungsmittel in Deutschland bei; er selbst soll täglich zwei Kartoffel-mahlzeiten genossen haben. Berg betonte immer die Wichtigkeit einer vielseitigen und ausgewogenen Ernährung. 1911 entwickelte er seine »Basentheorie«: Er kam nach vielen Forschungen und Studien zur Ansicht, dass alle Nährstoffe nur dann optimal ausgenutzt werden können, wenn gleichzeitig ein Basenüberschuss zugeführt wird. Er empfahl daher, mit der täglichen Nahrung 5-mal mehr Basen als Säuren zu sich zu nehmen – reichlich Obst und Gemüse, dazu als Hauptkohlenhydratlieferant Kartoffeln – und den Verzehr von Fleisch, Eiern, Getreide und Hülsenfrüchten einzuschränken. Er selbst war kein Vegetarier und sagte, dass sowohl eine gemischte Kost als auch eine vegetarische Kost Basenüberschuss aufweisen könne.

Ragnar Berg wurde oft missverstanden, indem man ihm unterstellte, er würde eine drastische Einschränkung der Eiweißzufuhr empfehlen. Im Zentrum seiner Empfehlungen stand aber der Basenüberschuss in der Nahrung, denn er ging davon aus, dass Eiweiße besser abgebaut werden, wenn die übrige Nahrung basenüberschüssig ist. Er warnte sogar vor einer »Säureangst«: Die Ernährung solle lediglich im Durchschnitt einen Basenüberschuss aufweisen, aber dieser Überschuss brauche nicht in jeder Mahlzeit, nicht einmal an jedem Tag erreicht werden. In der Regel sollten aber tierische Produkte, Getreideprodukte und Hülsenfrüchte nur Beilagen sein. Die basenüberschüssige Kost wurde in Deutschland ab etwa 1920 populär. Hierzu wurden die 1913 erstellten Tabellen von Ragnar Berg von Laien und Ärzten fleißig genutzt. Obwohl sich manche Anschauungen Bergs als nicht haltbar erwiesen, ist sein Ansatz der basenüberschüssigen Kost mittlerweile bestätigt worden.

118 Warum ist Eiweiß so säurebildend?

Zum einen entstehen beim Eiweißabbau Sulfate (Salze der Schwefelsäure) und Phosphate (Salze der Phosphorsäure). Beide sind starke Säuren und werden auch sauer verstoffwechselt. Zum anderen werden Eiweiße im Magen durch Salzsäure denaturiert, also aufgebrochen, bevor sie im Zwölffingerdarm weiter abgebaut werden. Salzsäure wird bei Nahrungsaufnahme normalerweise in erforderlicher Menge aus dem (sauren) Chlorid des Kochsalzes gebildet. Im gleichen Maße, wie nun Salzsäure entsteht, entsteht auch ein basisches Salz aus dem übrig bleibenden Natrium: das Natriumbikarbonat. Je höher der Eiweißkonsum, desto mehr Salzsäure muss zur Verdauung bereitgestellt werden. Entsprechend höher wird die Menge der Basen (Bikarbonat), die im Blut zirkulieren. Bei hohem Basenspiegel im Blut geht aber ein Teil der Basen – hier des Bikarbonats – über die Nieren verloren, da das Blut seinen pH-Wert regulieren muss. Damit verliert der Organismus Basen. Es kommt daher durch Eiweiß nicht nur zur Säurebildung, sondern zusätzlich zu einem Verlust regulierender körpereigener Basen. Basenverlust ist aber vielen Forschern zufolge das eigentliche Problem der Übersäuerung.

Andere Länder, ...
Die in arktischen Gebieten lebenden Inuit verzehren mehr Eiweiß als jedes andere Volk der Welt – überwiegend tierisches. Gleichzeitig nehmen sie bis zu 2000 mg Kalzium pro Tag zu sich. Dennoch haben sie eine der höchsten Osteoporoseraten (→ Seite 84 ff.) der Welt! Frauen des afrikanischen Bantu-Volkes dagegen essen nur rund 350 mg Kalzium am Tag – aber sehr wenig Eiweiß. Sie brechen sich fast nie einen Knochen und werden auch im hohen Alter nicht von Osteoporose geplagt.

Unsere Lebensmittel – sauer oder basisch?

119 Warum wirken in erster Linie Obst und Gemüse basenbildend?

Frisches Obst und Gemüse wirkt im Körper fast immer basenbildend. Es gibt wenige Ausnahmen wie Spargel, Rosenkohl und Artischocken. Der Mineraliengehalt, vor allem der Gehalt an Kalium, Kalzium, Natrium und Magnesium, aber auch an Eisen bestimmt im Wesentlichen die basische Wirkung. Da Obst und Gemüse nur wenig sauer reagierendes Eiweiß enthalten, kommt die basenbildende Wirkung der Mineralstoffe voll zum Tragen. Obst, Gemüse, viele Samen und einige Nüsse, frische Kräuter und vor allem frische Keimlinge füllen die Basendepots des Körpers und sorgen so für gesunde Stoffwechselvorgänge.

120 Man liest, dass der Mineralstoffgehalt in Obst und Gemüse zurückgeht. Wirken sie dadurch weniger basenbildend?

Lebensmittelchemische Untersuchungen ergeben in der Tat einen schwindenden Mineralstoff- und Vitamingehalt pflanzlicher Lebensmittel. Da die Mineralstoffe für die basische Wirkung ausschlaggebend sind, wirkt sich das auf die Säure-Basen-Wirkung durch die Nahrung aus. Grund für den Mineralstoffrückgang ist die Monokultur, die einseitige Ausbeutung des Bodens. Tabletten und Co. können aber frisches Obst und Gemüse nicht ersetzen: Die von der Natur perfekt zusammengesetzte Gesamtheit an Vitaminen, Mineralstoffen und bioaktiven Substanzen in pflanzlichen Nahrungsmitteln ist chemisch nicht kopierbar. Es wurde nachgewiesen, dass der Vitalstoffgehalt bei Obst und Gemüse aus biologischem Anbau deutlich höher ist. Optimal ist es, wenn Sie Obst und Gemüse aus der Region kaufen, vorzugsweise aus biologischem Anbau und morgens frisch vom Markt.

121 Was ist das eigentlich: Zivilisationskost?

Als Zivilisationskost bezeichnet man die Ernährung eines Durchschnittsmenschen in den Industrieländern. Im Supermarkt wird eindrucksvoll deutlich, was das bedeutet: meterlange Regale mit Konserven, mit Gebäck und Süßigkeiten, Milchprodukten, Fleisch und Wurst, mit Alkohol und Softgetränken – alles zum Großteil stark industriell bearbeitet mittels Konservierung, Denaturierung, Aromatisierung, künstlicher Geschmacksverstärkung. Dabei werden Vitalstoffe wie Vitamine, Mineralstoffe und bioaktive Stoffe verändert oder zerstört. Das Angebot der Obst- und Gemüsetheken im Supermarkt dagegen entspricht ziemlich genau dem, wie es in der Zivilisationskost üblich ist: verschwindend wenig und selten wirklich frisch. Welche gesundheitlichen Langzeitfolgen die Zivilisationskost mit sich bringt, ist noch gar nicht abzusehen. Sie zeichnen sich jedoch bereits ab in der stetigen Zunahme von Stoffwechselerkrankungen, Haut- und Gelenkerkrankungen, Herz-Kreislauf- und Gefäßerkrankungen, chronischen Schmerzen und daran, dass über 50 Prozent der deutschen Bundesbürger übergewichtig sind.

122 Macht Zivilisationskost sauer?

Im Mittelpunkt der Zivilisationskost stehen Weißmehlprodukte, Sahnesaucen, Fleisch, Wurst, Fisch, Käse und Zucker – alles Säurebildner. Obst und Gemüse nimmt bei Fertigprodukten einen verschwindend geringen Raum ein und wird dafür außerdem fast immer so stark verkocht und verarbeitet, dass es seine basenbildenden Eigenschaften weitgehend verliert. Es fehlt die Vielfalt, Ausgewogenheit und Frische. Industriell verarbeitete Lebensmittel enthalten zu wenige basische Mineralien, Vitamine und sonstige Nährstoffe und tragen damit zur Übersäuerung des Organismus bei.

123 Sind Vegetarier weniger übersäuert?

Viele Menschen sind der Ansicht, dass vegetarische Ernährung in jedem Fall gesünder ist und weniger säurebildend wirkt. Zu unterscheiden ist hier zunächst die vegetarische Ernährung von der veganen Ernährung. Wer sich vegetarisch ernährt, verzichtet auf Fleisch und Fisch, nicht aber auf Milchprodukte und Eier. Als Ersatz für Fleisch essen daher viele Vegetarier vermehrt Milchprodukte und Eier, die Säure bilden. Wer sich vegan ernährt, verzichtet zwar auf alle tierischen Eiweiße (und oft auch auf Honig), erhöht dann aber meist den Anteil an Getreide, das ebenfalls säurebildend wirkt.

Da die meisten Vegetarier und Veganer sich bewusster ernähren und vermehrt Vollkornprodukte verwenden, ist ihre Ernährung in der Regel insgesamt gesünder. Wenn sie allerdings besonders viele Milchprodukte, Vollkornprodukte oder oft auch Tofu (aus Sojabohnen → Frage 211) verzehren, können sie trotzdem übersäuert sein. Das gilt auch vor allem für sogenannte »Puddingvegetarier«, die zwar kein Fleisch verzehren, dafür aber jede Menge Süßigkeiten. Sie leben meist säurelastiger und ungesünder als Menschen, die viel Obst und Gemüse und dazu maßvoll Fleisch und Fisch verzehren.

124 Ist pflanzliche Kost aus biologischem Anbau basenbildender als solche aus konventionellem Anbau?

Pflanzliche Kost aus kontrolliert biologischem Anbau ist nachweislich basenreicher als pflanzliche Kost aus konventionellem Anbau, da sie anteilig mehr Mineralstoffe enthält. Ganz optimal ist der Vitalstoffanteil und damit auch der Anteil basischer Mineralien bei Lebensmitteln aus dem sogenannten biologisch-dynamischem Anbau. Bei dieser Anbauweise verzichtet man nicht nur auf

Pflanzenschutzmittel und Kunstdünger aller Art, sondern
es wird auch eine Mischkultur angelegt, die eine natur-
gemäße Ausnutzung des Bodens mit sich bringt. So
kommt es zu keiner einseitigen Auslaugung der Böden.
Durch Berücksichtung verschiedener Rhythmen, wie der
Mondphasen und Tageszeiten, wird das Wachstum der
Pflanzen auf natürliche Weise optimiert. Dies ermöglicht
eine langfristige gesunde Landwirtschaft mit vitalstoff-
reichen Lebensmitteln, die sich an der Qualität des Pro-
duktes bemisst. Wenn Sie auf einen hohen Vitalstoffgehalt
in Ihren Nahrungsmitteln Wert legen, sollten frische
pflanzliche Lebensmittel aus kontrolliert biologischem
oder noch besser aus biologisch-dynamischem Anbau
ganz oben auf Ihrem Einkaufszettel stehen.

125 Sind auch Säurebildner aus biologischem Anbau weniger belastend?

Grundsätzlich gilt: Ein Säurebildner ist ein Säurebildner,
ob er biologischer Herkunft ist oder nicht. Biofleisch zum
Beispiel enthält so viel säurebildendes Eiweiß wie Fleisch
aus konventioneller Landwirtschaft. Ähnliches gilt für
Getreide, Milch und Eier. Allerdings gibt es große qualita-
tive Unterschiede zwischen Bio- und konventionellen
Lebensmitteln, die sich sowohl auf Säure- als auch auf
Basenbildner beziehen. Lebensmittel, die aus biologischer
Landwirtschaft stammen, enthalten nachweislich mehr
Vitalstoffe und damit auch Mineralien als Lebensmittel
aus konventioneller Landwirtschaft beziehungsweise aus
Massentierhaltung. Der Gehalt an Mineralstoffen ist zu
einem sehr großen Teil verantwortlich für die basische
oder saure Wirkung. Für die basische Wirkung sind vor
allem Kalium, Magnesium und Kalzium von Bedeutung.
Biolebensmittel, die diese Mineralien in höherem Maße
enthalten, sind daher immer etwas basenhaltiger, also
weniger säurebildend.

BESTIMMUNG DER SÄURE-BASEN-WIRKUNG

126 Wie kann man bestimmen, ob ein Lebensmittel Säuren oder Basen bildet?

Für die Säure- oder Basenwirkung eines Lebensmittels ist die Bilanz von Säuren und Basen nach ihrer Verstoffwechslung im Körper entscheidend. Die Differenz der basenbildenden und der säurebildenden Inhaltsstoffe eines Lebensmittels bestimmt, ob es ein Säure- oder ein Basenbildner ist. Das klingt einfach. In der Praxis kann man jedoch nie wirklich alle Inhaltsstoffe eines Nahrungsmittels bewerten – unter anderem weil man oft gar nicht alle einzelnen Inhaltsstoffe beziehungsweise ihre Wirkung kennt. Man hat sich auf einige Stoffe wie Kalium, Magnesium, Kalzium und andere beschränkt, um die Berechnung überschaubar zu halten. So werden viele Faktoren, die ausschlaggebend für die Wirkung des Lebensmittels auf den Organismus sind, nicht berücksichtigt (→ Kaffee, Seite 173 ff.) Die vereinfachte Bilanzrechnung wie oben beschrieben liefert von Ausnahmen abgesehen dennoch gute Anhaltspunkte.

127 Sagt der pH-Wert eines Nahrungsmittels aus, ob es sauer oder basisch wirkt?

Nein, denn dann hätten wir längst einheitliche Säure-Basen-Tabellen. Entscheidend für die Wirkung im Körper ist, was der Stoffwechsel mit einem Nahrungsmittel macht und wie er es abbauen kann. Das Problem dabei ist, dass manche Stoffwechselwege von Nahrungsmitteln, vor allem ihr Zusammenwirken mit anderen Stoffwechselvorgängen, noch nicht in allen Details erforscht sind. Immer wieder präsentieren Studien neue Erkenntnisse darüber, wie komplex der menschliche Stoffwechsel ist. Dank der Forschungen Ragnar Bergs und der Professoren Remer, Manz und Vormann sind wir heute schon ein ganzes Stück weiter.

128 Gibt es auch neutrale Lebensmittel?

Als neutral bezeichnet man Lebensmittel, die den Säure-Basen-Haushalt nicht beeinflussen, also weder säuernd noch basenbildend wirken. Sie sind im Rahmen von Entsäuerungskuren erlaubt. Als neutral gelten alle kalt-gepressten Pflanzenöle, auch in gerösteter Form.

129 Was macht ein Lebensmittel zu einem Basenlieferanten?

Lebensmittel, die über einen hohen Anteil an basischen Mineralstoffen wie Kalium, Magnesium und Kalzium und deren organische Salze wie Malate und Fumarate verfügen und nur einen geringen Eiweißanteil aufweisen, werden im Körper basisch verstoffwechselt. Obst und Gemüse sowie frische Keimlinge sind die Nahrungsmittel, auf die diese Eigenschaften im Wesentlichen zu treffen, weshalb die meisten Obst- und Gemüsesorten Basenbildner sind.

130 Kann, was sauer schmeckt, im Körper trotzdem basisch wirken?

Was sauer schmeckt, muss im Körper nicht unbedingt sauer reagieren. Ein gutes Beispiel ist die Zitronensäure, die in Zitrusfrüchten und anderen sauer schmeckenden Obstsorten enthalten ist. Sie schmeckt in der Frucht sehr sauer, ist aber chemisch gesehen nur eine schwache Säure. Sie wird, wie andere Fruchtsäuren auch, im Stoffwechsel in den sogenannten Zitronensäurenzyklus eingeschleust und zu Kohlendioxid abgebaut. Das Kohlendioxid kann dann über die Lungen abgeatmet werden. Zurück bleiben Basen, die nicht abgeatmet werden und so dem Körper Basen liefern. Saure Zitrusfrüchte sind daher bei normaler Stoffwechselleistung keine Säurebelastung.

131 Bedeutet ein hoher Basenanteil immer, dass ein Lebensmittel basisch wirkt?

Für die basische Wirkung der Nahrung werden vor allem Kalium – und hier vor allem die organischen Kaliumsalze wie Kaliumzitrat – aber auch Natrium, Kalzium und Magnesium verantwortlich gemacht. Die meisten Säure-Basen-Tabellen beziehen sich auf diese Mineralstoffe, erstellen eine Bilanz der Mengenanteile von Natrium, Kalium, Kalzium und Magnesium und bestimmen damit den Basenanteil des entsprechenden Nahrungsmittels. Auch Eisen gehört zu den Mineralien, die für eine basische Wirkung sorgen. Doch auch wenn basische Mineralien vorhanden sind, kann ein Lebensmittel im Körper säurebildend wirken – nämlich dann, wenn es gleichzeitig viel Eiweiß enthält. Man kann daher den basischen Mineralstoffanteil lediglich als grobe Orientierung betrachten. Die genaue Bestimmung der Basen- oder Säurewirkung der Nahrungsmittel ist außerordentlich komplex und derzeit noch in keiner Formel genau erfassbar.

132 Woher weiß ich, wie viel basisch wirkendes Kalium in einem Nahrungsmittel ist?

Der Kaliumgehalt eines Nahrungsmittels spielt bei der Bewertung seiner basenbildenden Eigenschaft eine größere Rolle als der Gehalt an den Mineralstoffen Kalzium, Natrium und Magnesium. Dennoch sollten Sie keineswegs nur auf den Kaliumgehalt achten. Wenn Sie wissen wollen, wie viel Kalium oder wie viel von einem anderen Mineralstoff in einem Lebensmittel ist, können Sie im »kleinen Souci/Fachmann/Kraut« nachschlagen, eine allgemein anerkannte Lebensmitteltabelle der Deutschen Forschungsanstalt für Lebensmittelchemie (siehe »Bücher, die weiterhelfen«, Seite 246). Die Tabelle auf der folgenden Seite gibt einen Überblick.

Basenlieferanten: Hier ist viel Kalium drin

In den meisten Büchern liest man, dass Kalium vor allem in Fleisch, Fisch, Austern, Muscheln, Milch und Käse enthalten ist. Vergleichen Sie aber: 100 g Kalbfleisch enthält etwas weniger Kalium als 100 g Kartoffeln. 100 g Austern enthalten 185 mg Kalium – aber wer isst schon so viele Austern? 100 g Camembert enthalten gerade mal 95 mg Kalium – eine große Banane knapp 670 mg! Der Tagesbedarf an Kalium beträgt übrigens für Frauen und Männer 2000 mg pro Tag.

100 g essbarer Anteil enthalten die angegebene Menge an Kalium in Milligramm (mg)

Apfelringe, getrocknet	620	Mandeln	835
Aprikosen	280	Mangold	375
Aprikosen, getrocknet	1370	Maronen	705
Austernpilze	255	Mungobohnen	130
Avocado	485	Pastinake	525
Banane	370	Petersilie	810
Champignons	390	Petersilienwurzel	400
Datteln, getrocknet	650	Portulak	390
Feigen	250	Rettich	430
Feigen, getrocknet	850	Rote Rübe	405
Feldsalat	420	Sellerie	415
Fenchel	395	Sesamsamen	460
Gartenkresse	550	Spinat	555
Grünkohl	450	Sonnenblumenkerne	725
Johannisbeeren, rot	255	Steinpilze	340
Johannisbeeren, schwarz	305	Süßkartoffel	370
Kartoffel	420	Topinambur	480
Kiwi	315	Walnüsse	545
Kürbis	305		

(Quelle: »Der kleine Souci/Fachmann/Kraut«, siehe »Bücher, die weiterhelfen«, Seite 246)

133 Welche Inhaltsstoffe werden für die saure Wirkung verantwortlich gemacht?

Für die Säurebildung eines Lebensmittels ist in erster Linie sein Gehalt an Eiweiß ausschlaggebend. Vor allem tierisches Eiweiß wirkt säurebildend. Auch Lebensmittel, die während der Verdauung Säuren freisetzen, welche nicht weiter abgebaut oder durch die Lungen als Kohlendioxid abgeatmet werden können, zählen zu den Säurebildnern. Diese Eigenschaften treffen in erster Linie auf alle tierischen Produkte zu, die also Säurebildner sind – abgesehen von Rohmilchprodukten und Butter, die schwache Basenbildner sind. Enthält ein Lebensmittel einen hohen Purinanteil (→ Frage 158), entsteht daraus im Stoffwechsel Harnsäure, was sich dauerhaft störend auf den Säure-Basen-Haushalt auswirkt. Auch ein hoher Zuckeranteil von Lebensmitteln führt zur Säurebildung – zunächst nur im Mund, auf Dauer aber wird der Säure-Basen-Haushalt durcheinandergebracht.

134 Wie wird die Säurewirkung berechnet?

Für die Berechnung der Säurewirkung eines Lebensmittels wird das Mengenverhältnis von Chlorid, Sulfat und Phosphat herangezogen. Sowohl in den Ragnar-Berg-Tabellen als auch in den Remer-Manz-Tabellen bilden sie daher die Grundlage für die Bewertungen der Nahrungsmittel. Als sauer reagierende Mineralien gelten: Schwefel, Chlor, Phosphor, sowie Fluor, Jod und Kieselsäure. Für die Säurewirkung eines Lebensmittels sind aber auch andere Stoffe verantwortlich. So ist bei vielen tierischen Lebensmitteln, aber auch bei Hülsenfrüchten und bei Kaffee der Gehalt an Purinen, die im menschlichen Organismus zu Harnsäure abgebaut werden, ausschlaggebend für die Säurewirkung (→ Seite 118 ff.). Auch neuere Tabellen berücksichtigen dies nicht (→ Seite 114).

135 Welchen Nutzen haben Säure-Basen-Tabellen?

In Säure-Basen-Tabellen werden Nahrungsmittel nach ihrer Säure- oder Basenwirkung im Organismus beurteilt. Die ersten Tabellen wurden 1913 von Ragnar Berg veröffentlicht. Danach erschien erstmals 1995 eine auf neueren Erkenntnissen beruhende Tabelle von den Professoren Thomas Remer und Friedrich Manz. Trotz der neunzig Jahre, die zwischen der Erstellung dieser beiden Tabellen liegen, gibt es wenig Unterschiede in der Bewertung der Nahrungsmittel – und weiterhin einige Unklarheiten, denn beide Tabellen berücksichtigen nicht alle Inhaltsstoffe, die sich auf die Säure- und Basenwirkung der Lebensmittel auswirken. Es werden jeweils nur die nach Meinung der Forscher wichtigsten Faktoren berücksichtigt, was die Aussagekraft der Tabellen einschränkt.

136 Worauf beziehen sich Säure-Basen-Tabellen in den Büchern, die sich auf dem Markt befinden?

Fast alle Tabellen, die Sie in Büchern oder auf Webseiten finden, beziehen sich mehr oder weniger auf die Tabellen von Ragnar Berg. Leider geben jedoch die wenigsten Autoren die Quellen ihrer Säure- und Basenwerte für die genannten Nahrungsmittel an. Seit einigen Jahren gelten die Tabellen der Professoren Thomas Remer und Friedrich Manz als allgemein anerkannt. Rein chemisch gesehen sind diese Tabellen korrekt, berücksichtigen aber nicht organische Säuren, wie sie in Kaffee und Zucker enthalten sind. Sie berücksichtigen auch nicht die beim Genuss von Fleisch, Wurst, Geflügel, Bier oder Hülsenfrüchten anfallende Harnsäure, da diese nicht direkt in den Säure-Basen-Haushalt einfließt.

137 Welche Forschungen liegen den neuen Tabellen nach Remer und Manz zugrunde?

Prof. Friedrich Manz und Prof. Thomas Remer haben 1995 Tabellen zur Bewertung der Säure- und Basenwirkung von Lebensmitteln nach einer neuen Formel zusammengestellt. Thomas Remer ist am Forschungsinstitut für Kinderernährung in Dortmund tätig, leitete und leitet dort mehrere Studien. In Zusammenarbeit mit dem Institut für Ernährung und Prävention in Ismaning unter der Leitung von Prof. Jürgen Vormann wurden in den vergangenen Jahren umfangreiches Material zusammengetragen, das einer obst- und gemüsebetonten Kost eine neue, zentrale Bedeutung gibt. Die Remer-und-Manz-Tabellen führen den PRAL-Wert ein (→ Frage 140), der die zu erwartende Belastung der Nieren durch die aus der Nahrung anfallende Säure wiedergibt.

Unterschiede in den Tabellen

Die Säure-Basen-Tabellen nach Remer und Manz finden Sie im Internet unter www.säure-basen-forum.de. Wenn Sie die Tabelle der bei Basenfasten nach Wacker erlaubten Lebensmittel anschauen (siehe »Bücher, die weiterhelfen«, Seite 245), werden Sie feststellen, dass beim von uns entwickelten Basenfasten einige Lebensmittel nicht erlaubt sind, die nach Berg oder Remer und Manz Basenbildner sind, und umgekehrt. Die Auswahl der Lebensmittel geht auf Erfahrungswerte von uns und Kollegen zurück. Dabei wurden die Ragnar-Berg-Tabellen und die Remer-und-Manz-Tabellen weitgehend berücksichtigt – sofern sich die Ergebnisse mit unseren Erfahrungen decken. Wir beziehen bei unserer Beurteilung auch die Gesamtlebensmittelwirkung im Organismus mit ein, etwa bei Kaffee, den wir im Rahmen einer basenüberschüssigen Ernährung oder bei Basenfasten nicht empfehlen.

138 Warum sind Säure-Basen-Tabellen so unterschiedlich?

Die erste Säure-Basen-Tabelle hat der schwedische Wissenschaftler Ragnar Berg 1913 erstellt. Im Lauf der Jahre wurden die ersten Tabellen von verschiedenen Forschern verändert. Bei einigen Lebensmitteln herrscht bis heute keine Einigkeit darüber, ob sie nun basisch oder neutral verstoffwechselt werden. So waren für Ragnar Berg alle Getreidearten Säurebildner, während heute einige Therapeuten der Ansicht sind, sie wären Basenbildner. In den Tabellen von Remer und Manz finden sie sich als Säurebildner. Auch über die Wirkung von Essig gibt es unterschiedliche Auffassungen. Selbst bei der Bewertung von Kaffee gibt es neuerdings Meinungsverschiedenheiten. Da die Wirkungen von Lebensmitteln auf den Säure-Basen-Haushalt nur von wenigen Wissenschaftlern erforscht werden und es keine groß angelegte Studien gibt, konnten diese Meinungsverschiedenheiten bis heute nicht auf wissenschaftlicher Basis geklärt werden. Man ist hier weitgehend auf Erfahrungswerte angewiesen.

139 Sind die Ragnar-Berg-Tabellen noch zeitgemäß?

Oft werden die Ragnar-Berg-Tabellen als veraltet angesehen. Bei genauem Studium der Tabellen und Bergs schriftlichen Ausführungen dazu wird jedoch deutlich, dass dieser von allen Säure-Basen-Forschern wohl am längsten und am gründlichsten geforscht hat. Er war schon so fortschrittlich, dass er in seiner Tabelle bereits den Puringehalt (→ Frage 142) der Nahrungsmittel angab. Die angegebenen Purinwerte entsprechen allerdings nicht mehr alle den neuesten Erkenntnissen, etwa bei Sojamehl, das Berg als purinfrei angab – heute wissen wir, dass es eine beträchtliche Menge an Purinen enthält.

Vergleicht man Ragnar Bergs Tabellen mit den aktuellen Tabellen von Remer und Manz, findet man aber insgesamt nur wenige Abweichungen. (Auf den Puringehalt gehen Remer und Manz nicht ein.) Die Ragnar-Berg-Tabellen sind daher im Großen und Ganzen durchaus aktuell.

140 Was ist mit dem Wert PRAL in neueren Säure-Basen-Tabellen gemeint?

Die inzwischen weit verbreiteten Tabellen der Forscher Remer und Manz geben die Säurewerte von Lebensmitteln als PRAL an. Dies ist eine Abkürzung für die potenzielle renale (die Nieren betreffende) Säurebelastung von Nahrungsmitteln, englisch »potential renal acid load«. Es handelt sich also um eine nach einer Formel errechnete mögliche Nierenbelastung durch Säureausscheidung. In die Formel fließen die Äquivalente (→ Frage 141) der Basen Kalium, Kalzium, Natrium und Magnesium sowie der Säuren Chlorid, Phosphor und Sulfat. Säuren aus Purinen sowie Reizstoffe, die ebenfalls die Säureproduktion anregen können, sind nicht berücksichtigt. Auch organische Säuren wie die Chlorogensäuren im Kaffee fließen nicht in die Berechnungen ein.

141 Was sind Säureäquivalente?

Mit Äquivalenten zu rechnen ist in der Chemie üblich, um Stoffe von unterschiedlichem Molekulargewicht rechnerisch gleichzusetzen. Der Begriff Säureäquivalent bezieht sich auf die Methode, wie man die Säurewirkung eines Nahrungsmittel berechnet. Sowohl Ragnar Berg, der die ersten Säure-Basen-Tabellen erstellte, als auch Remer und Manz, die Ersteller der neueren Tabelle, beziehen sich bei ihrer Berechnung auf sogenannte Äquivalente. Säure- bzw. Basenäquivalente dienen dazu, unterschiedliche Stoffe auf ihren Säure- bzw. Basengehalt hin zu vergleichen.

PURINE UND HARNSÄURE

142 Welche Bedeutung haben Purine für den Säure-Basen-Haushalt?

Purine sind organische Stickstoffverbindungen. Die aus der Nahrung aufgenommenen Purine werden zu Harnsäure abgebaut und über die Nieren ausgeschieden. Enthält die Nahrung aber dauerhaft zu viele Purine, lagert sich Harnsäure im Körper ab und führt zeitweise zu schweren Gichtanfällen. In neueren Säure-Basen-Tabellen werden Purine jedoch nicht berücksichtigt, da man in wissenschaftlichen Kreisen die Harnsäurebelastung nicht in direktem Zusammenhang mit dem Säure-Basen-Haushalt sieht. Eine steigende Harnsäureüberlastung führt jedoch zu einer Stoffwechselstörung und stört auf Dauer sehr wohl die Säure-Basen-Bilanz. Purinreiche Lebensmittel sind zum Beispiel fettes Schweinefleisch, fette Wurst, Innereien sowie auch Hülsenfrüchte und Erdnüsse.

143 Sind pflanzliche Purine für den Stoffwechsel weniger belastend als tierische?

Die Harnsäurebelastung des Stoffwechsels durch mit der Nahrung aufgenommene Purine hängt in erster Linie von der Menge der aufgenommenen Purine und von ihrer Herkunft ab. Die Harnsäurebelastung durch Purine aus pflanzlicher Herkunft ist etwas geringer als diejenige durch Purine aus tierischer Herkunft, da die Stoffe in der Pflanzenzelle weniger konzentriert und für den Stoffwechsel nicht so leicht zugänglich sind. Dies gilt vor allem dann, wenn die betreffenden pflanzlichen Lebensmittel roh verzehrt werden. So ist die Belastung durch Harnsäure bei roh verzehrten Sojasprossen oder Linsensprossen, aber auch bei Sonnenblumenkernen nur gering und nicht zu vergleichen mit der Belastung durch gekochte Linsen oder etwa durch Kaffee.

144 Stellen gekochte purinreiche Lebensmittel eine ähnlich große Harnsäurebelastung des Körpers dar wie gebratene?

Man hat festgestellt, dass beim Braten zwar die Purine im Nahrungsmittel bleiben, beim Kochen jedoch ein Teil davon ins Kochwasser übergeht. Gekochtes Fleisch oder gekochter Fisch enthalten aus diesem Grund bis zu 20 Prozent weniger säurebildende Purine, als wenn Sie diese Nahrungsmittel braten. Das gilt natürlich nur, wenn Sie das Kochwasser nicht mitverwenden. Wenn Sie Hülsenfrüchte kochen und samt Kochwasser eine Suppe oder einen Eintopf daraus zubereiten wollen, ist der Puringehalt so hoch, wie er ursprünglich in den Hülsenfrüchten war. Deshalb sollten Sie das Kochwasser vollständig abgießen und zum Fertigstellen des Gerichts frisches Wasser dazugeben. Bei Kaffee ist der Puringehalt sehr schwankend, je nach Wassermenge und Brühzeit. Ein »deutscher« Kaffee, der mit viel Wasser lange in der Kanne steht, ist purinreicher als italienischer Espresso.

145 Hat es Einfluss auf den Puringehalt von Fleisch oder Fisch, wenn ich sie lagere?

Je länger ein Lebensmittel wie Fleisch oder Fisch gelagert wurde, umso stärker ist die Harnsäurebelastung für den Körper. Das liegt daran, dass während der Lagerung die Purine bereits teilweise abgebaut und so umgebaut werden, dass sie vom Darm besser und schneller aufgenommen werden können. Wenn Sie auf derartige »Harnsäureschübe« lieber verzichten möchten oder müssen (etwa bei Gicht, → Frage 89), dann sollten Sie frische Produkte bevorzugen und alles lang Gelagerte und Abgehangene von Ihrem Speiseplan streichen.

146 Stimmt es, dass nur reifes Obst und Gemüse basenbildend sind?

Der Reifungsprozess einer Frucht ist ein chemischer Prozess, in dessen Verlauf für jede Pflanze typische Mineralstoffe, Vitamine und bioaktive Stoffe gebildet werden. Wenn die Frucht ganz reif ist, hat sie ihre optimale Zusammensetzung dieser Stoffe erreicht. Der Gehalt an basenbildenden Mineralstoffen ist in der reifen Frucht am höchsten. In der Natur kann man ganz leicht erkennen, ob eine Frucht reif ist: Sie löst sich leicht vom Strauch oder vom Baum – wenn sie überreif wird, löst sie sich allein ab. Eine grüne Banane oder Tomate oder eine blassrote Erdbeere sind dagegen nicht ausgereift, das heißt, sie haben noch nicht alle Mineralstoffe, Vitamine und bioaktiven Stoffe entwickelt. Doch nur, wenn genügend Mineralstoffe vorhanden sind, kann Obst oder Gemüse Basen bilden. Zudem schmecken reifes Obst und Gemüse besser und sind sehr viel besser verdaulich.

147 Warum ist regionales Saisongemüse und -obst so gesund?

Wie bei Frage 146 beschrieben, entwickeln Obst und Gemüse erst im Verlauf des Reifungsprozesses ihre (basenbildende) Gesamtheit an Inhaltsstoffen. Dies gilt aber in der Regel nur, wenn sie an der Pflanze reifen können. Obst und Gemüse, die von weit her kommen, werden oft unreif geerntet, damit sie beim Transport unversehrt bleiben. Auch wenn sie unterwegs noch »nachreifen«, entwickeln sie dennoch nicht die Vielfalt an Inhaltsstoffen wie natürlich ausgereiftes Obst und Gemüse. Das können Sie auch schmecken: Die perfekt aussehenden Supermarkttomaten aus der spanischen Plantage haben beispielsweise sehr viel weniger Aroma als die vom heimischen Bauernmarkt.

148 Sind nur rohes Obst und Gemüse basenbildend?

Die zahlreichen Anhänger der reinen Rohkost vertreten die Meinung, jegliches Erwärmen zerstöre die Vitalstoffe und die basenbildende Wirkung von Obst und Gemüse. Es stimmt, dass durch Erwärmen ein gewisser Verlust eintritt. Keineswegs gehen aber sämtliche Basen und Vitalstoffe beim schonenden Garen verloren. Manche Gemüsesorten wie zum Beispiel Karotten entwickeln sogar erst beim sanften Garen das Optimum an gesundheitsfördernden Inhaltsstoffen. Viele Menschen können Rohkost in großen Mengen zudem gar nicht verdauen, reagieren mit schmerzhaften Blähungen und anderen Verdauungsstörungen. Der Darm vieler Menschen ist sehr an ballaststoffarme, industriell gefertigte Nahrungsmittel gewöhnt, die vom Darm wenig Leistung fordern. Der hohe Ballaststoffanteil der reinen Rohkost wird – vor allem bei einer plötzlichen Umstellung – nicht verdaut und führt zu Gärungen im Darm, wobei wiederum Säuren entstehen.

TIPP

Rohkost mit Genuss
Eine ausgewogene Mischung aus Rohkost und schonend gegartem Gemüse ist ein wichtiger Beitrag für einen ausgewogenen Säure-Basen-Haushalt.

➤ Wenn Sie bisher wenig Rohkost gegessen haben, starten sie Ihrem Verdauungssystem zuliebe mit kleinen Portionen, die Sie bei guter Verträglichkeit allmählich steigern können.

➤ Achten Sie bei rohem Obst und Gemüse darauf, sehr gründlich zu kauen und langsam zu essen.

➤ Verzehren Sie rohes Obst und Gemüse lieber in der ersten Tageshälfte, da es dann vom Verdauungssystem leichter verarbeitet werden kann.

149 Kann man den Verlust an basischen Mineralstoffen durch die Garmethode beeinflussen?

Schon Ragnar Berg wies darauf hin, dass durch Kochen die basenbildenden Eigenschaften der Gemüse verloren gehen, und propagierte das schonende Dämpfen. Heute ist dies eine allgemein Empfehlung, da erwiesen ist, dass durch Erhitzen Vitalstoffe verloren gehen. Gemüse sollte so kurz und so schonend wie möglich gegart werden. Ideal ist dafür ein Gemüsedämpfer, bei dem das Gemüse nur im Wasserdampf ohne Druck gegart wird. Der Effekt ist sichtbar: Das Gemüse sieht viel knackiger aus. Da die Mineralien durch das Dämpfen ohne Druck weitgehend erhalten bleiben, schmeckt das Gemüse viel besser, denn nicht nur die Mineralstoffe, auch die Vitamine und die bioaktiven Stoffe werden so geschont. Denn: Mineralstoffe, Vitamine und bioaktive Stoffe geben dem Nahrungsmittel das feine Aroma – Gesundheit, die lecker schmeckt. Im Kasten auf der rechten Seite erfahren Sie mehr dazu.

150 Wirkt auch ein aufgewärmtes Gemüsegericht basenbildend?

Man kann davon ausgehen, dass eine eigentlich basische Gemüsesuppe oder ein anderes Gemüsegericht durch mehrmaliges Aufwärmen zum Säurebildner wird, denn jedes erneute Erhitzen bewirkt eine chemische Veränderung mit weiterem Vitalstoffverlust. Nach zweimaligem Aufwärmen schmecken Suppe oder Gemüse ohnehin fad und sehen nicht mehr appetitlich aus. Auch wenn es noch nicht »erwiesen« ist, dass Aufgewärmtes weniger basenbildend wirkt – wer etwas Gespür für basische Ernährung entwickelt hat, schmeckt es, wenn ein Gericht an Vitalstoffen verloren hat. Gelegentliches, einmaliges und schonendes Aufwärmen ist aber sicher in Ordnung.

TIPP

Schonend garen im Gemüsedämpfer

Den größten Basengehalt hat gegartes Gemüse, wenn Sie einen Gemüsedämpfer ohne Dampfdruck verwenden. Sie erhalten damit weitgehend die wertvollen Vitamine und Mineralstoffe, die zudem verantwortlich für Farbe und Aroma der Gemüse sind. Gemüsedämpfer gibt es aus Edelstahl, aus Bambus (zum Beispiel im Asienladen) und als Einbaugerät. Die preiswerteste Variante ist ein Einhängesieb aus Metall, das in jeden Kochtopf passt. Ein Gemüsedämpfer besteht aus drei Teilen: dem Kochtopf, dem dazu passenden Sieb und einem gut abschließendem Deckel.

➤ So bereiten Sie Ihr Gemüse im Dämpfer zu: Füllen Sie Wasser in den Topf, das knapp bis unter den Boden des eingehängten Siebs reicht. Bringen Sie das Wasser zum Kochen. Nun geben Sie Ihr Gemüse – geschält oder ungeschält, grob oder fein geschnitten – in das Sieb und hängen dieses in den Kochtopf mit dem sanft kochenden Wasser. Verschließen Sie den Topf mit dem passenden Deckel. Schon nach wenigen Minuten ist Ihr Gemüse gar. Es behält bei diesem Verfahren weitgehend seine Farbe und schmeckt so aromatisch, dass Sie nun kaum noch nachwürzen müssen – das gilt besonders für Fenchel, Lauch, Rote Beten, Wurzelpetersilie und Karotten.

➤ Geben Sie etwas Olivenöl, geröstetes Sesamöl oder ein anderes Pflanzenöl Ihrer Wahl sowie einige frische Kräuter und etwas Sesamsalz (Gomasio) in eine Schale, und vermischen Sie alles gut miteinander. Geben Sie das gedämpfte Gemüse dazu, und wälzen Sie es kurz in der Öl-Gewürz-Mischung. So bewahren Sie die Vitalstoffe im Öl und in den Kräutern vor zu großer Hitze und erhalten ein lecker gewürztes Gemüsegericht.

151 Soll ich beim Einkauf am besten ganz auf Säurebildner verzichten und nur noch selbst Zubereitetes essen?

Auch wenn Sie Ihren Speiseplan deutlich basenbildender gestalten wollen, müssen und sollten Sie nicht ganz auf gesunde Nahrungsmittel verzichten, die Säurebildner sind. Ein Nahrungsmittel kann nie aufgrund einer einzigen Eigenschaft bewertet werden, sondern immer nur in Hinblick auf die Gesamtheit seiner Eigenschaften. Lebensmittel, die aufgrund ihres hohen Vitalstoffgehalts trotz ihrer säurebildenden Wirkung wertvoll für den Organismus sind, gehören zur Vollwertkost unbedingt dazu, wenn auch nicht in zu großen Mengen. Das gilt für Vollkorngetreide, einige Sorten von Nüssen sowie Honig vom Imker und Rohmilchprodukte – diese nennen wir die »guten Säurebildner«. Es gibt aber auch Säurebildner, die Sie getrost weitestgehend weglassen können: alle Softgetränke, Süßigkeiten mit weißem Zucker, Farb- und Aromastoffen, Alkohol, Weißmehlprodukte. Auch die unzähligen Fertigprodukte, die mit Zusatzstoffen versehen sind, deren Auswirkungen auf unsere Gesundheit niemand wirklich kennt, sind mehr als entbehrlich. Wir nennen sie die »schlechten Säurebildner«.

Es kommt bei der Betonung auf basenüberschüssige Ernährung darauf an, den basenbildenden Gemüse- und Obstsorten mengenmäßig den Vorzug zu geben. Der Anteil der Säurebildner sollte maximal ein Drittel der Gesamtnahrung ausmachen, worin wiederum höchstens ein minimaler Anteil »schlechte Säurebildner« enthalten sein sollte. Das heißt für den Alltag: Wenn Sie sich gelegentlich einen Eisbecher mit Waffel und Likör gönnen oder einmal in der Woche Ihren Hotdog von der Bratwurstbude »brauchen«, dann können Sie dieses Extra ohne schlechtes Gewissen genießen – denn für den Rest der Woche leben Sie ja im »basischen Bereich«.

152 Wie kann ich basenüberschüssig leben, wenn ich keine Zeit habe, ständig Obst und Gemüse zu schnippeln?

Wer sich basenüberschüssig ernährt, ist gesünder, fühlt sich wohler und ist schlanker. Das bestätigt jeder, der es tut. Viele Menschen scheuen jedoch den Aufwand, so viel Obst und Gemüse zu verzehren. Gemüse zubereiten bedeutet waschen, putzen, gegebenenfalls schälen, klein schneiden, eventuell würzen … Wer berufstätig ist und wenig Zeit hat, sich täglich Salat und Gemüse zuzubereiten, greift lieber schnell zu einem belegten Brötchen am Kiosk um die Ecke. Selbst wenn im besten Fall neben Käse oder Schinken noch ein Salatblatt oder eine Tomate darauf liegen – die üblichen belegten Weißmehlbrötchen, die morgens vorbereitet und im Lauf des Tages verkauft werden, enthalten keine nennenswerten Vitalstoffe mehr. Dafür bieten sie oft Billigwurst oder -käse fragwürdiger Herkunft, deren Fett- und Eiweißgehalt unser Bindegewebe und unsere Säure-Basen-Bilanz belasten. Doch mit ein wenig Fantasie finden Sie einen Weg aus der Säurefalle, ohne stundenlang am Herd stehen zu müssen. Die Tipps auf dieser und den folgenden Seiten helfen Ihnen dabei.

▶ TIPP

Basensnacks fürs Büro
Legen Sie sich an ihrem Arbeitsplatz immer einen Vorrat an gesunden Snacks zurecht: verschiedene ungeschwefelte Trockenobstsorten, Mandeln oder Oliven. Statt sich die dritte, vierte, fünfte … Tasse Kaffee einzuschenken, greifen Sie lieber zur stets bereitstehenden Wasserflasche, das erfrischt nachhaltiger. Achten Sie darauf, sich immer rechtzeitig um Ihr Mittag- oder Abendessen zu kümmern, damit Sie nicht urplötzlich der große Hunger überfällt und Sie dann wahllos zugreifen.

Wege aus der Säurefalle für »Kochmuffel«

Hier eine kleine Übersicht von Produkten, die viele Basen liefern und sich als Zwischenmahlzeiten oder als schnelle Zutaten eignen. Finden Sie ein Produkt in Ihrem Bioladen nicht, fragen Sie nach – meist kann der Artikel für Sie bestellt werden. Fertigprodukte sollten frei von Knoblauch, Zucker, Essig, Milchprodukten und Getreide sein.

Produkt	In Naturkostläden, Reformhäusern oder gut sortierten Supermärkten erhältlich
Brechbohnen im Glas	Naturkostladen
Champignons im Glas	Naturkostladen
Feigen im Glas	Naturkostladen
Dillgurken ohne Essig	Reformhaus
Grapefruit im Glas	Naturkostladen
Kalamata-Oliven (schwarz) in Salzlake	Naturkostladen
Manaki-Oliven (grün) in Olivenöl	Naturkostladen
Mandelmus	Naturkostladen
Möhren im Glas	Reformhaus, Naturkostladen
Olivenpaste, Crema di Olive	Naturkostladen
Pfirsiche im Glas	Naturkostladen
Pfifferlinge im Glas	Naturkostladen
Pflaumen im Glas	Naturkostladen
Rote Beten, vorgekocht	Gemüsemarkt, Naturkostladen
Rotkohl, vorgekocht	Gemüsemarkt, Naturkostladen
Rucolapesto (ohne Knoblauch)	Naturkostladen
Sauerkirschen im Glas	Naturkostladen
Sauerkraut (milchsauer)	Naturkostladen, Reformhaus
Sesammus (Tahin)	Naturkostladen
Steinpilze im Glas	Naturkostladen
Tiefkühlgemüse natur, ohne Butter, Sahne und Knoblauch	Naturkostladen
Verde Pesto ohne Knoblauch	Naturkostladen

Der basische Büro-Lunch

Wenn Sie Ihr Mittagessen aus Zeitgründen am Arbeitsplatz einnehmen müssen, gibt es mehrere Möglichkeiten, Ihre Mahlzeit basenüberschüssig zu gestalten.

➤ Wenn Sie in der Kantine essen, wählen Sie Salat mit Essig und Öl, und fragen Sie nach ein bis zwei Gemüsesorten. Zur Not essen Sie Kartoffeln, die gibt es fast immer. Dazu nehmen Sie eine kleine Menge »Saures«: Nudeln, Fisch, Fleisch, Eier oder Käse.

➤ Damit es nicht zu langweilig wird, können Sie zum Beispiel Pesto oder Oliven mitnehmen und an Ihre Kartoffeln geben (siehe Tabelle links).

➤ Wenn Sie ins Restaurant wollen, gehen Sie am besten zum Italiener: Dort gibt es die beste Auswahl an Salat und Gemüse. Man bereitet Ihnen meist auch gern einen Gemüseteller zu (ohne Knoblauch!).

➤ Nehmen Sie eine Vorratsdose mit ins Büro, gehen Sie mittags schnell um die Ecke zum Kaufhausrestaurant oder einem Imbiss (zum Beispiel einem arabischen) und lassen sich Ihre Lunchbox mit Salat, Gemüse und vielleicht etwas Reis oder Nudeln füllen. Man erfüllt sicher gern Ihre Wünsche, auch wenn sie nicht auf der Karte stehen.

➤ Wenn Sie am Abend noch ein wenig Zeit haben, können Sie vorbereitete Salatblätter oder Gemüse in die Box füllen und in einer zweiten Box oder einem Fläschchen Essig und Öl, Salz und Pfeffer zu einem Dressing schütteln. Der Kartoffelsalat vom Abendessen schmeckt auch am nächsten Mittag noch gut. Vielleicht haben Sie ja auch Zeit, Gemüse wie Gurke oder Tomaten schnell am Arbeitsplatz frisch zurechtzuschneiden und anzurichten. Tolle drei- oder vierstöckige Lunchboxes gibt es zum Beispiel als attraktives drei- oder vierteiliges Set im Internet unter www.maedchenkram.de zu beziehen.

LEBENSMITTEL UND SÄURE-BASEN-HAUSHALT

Wie wirken die verschiedenen Lebensmittel in Bezug auf den Säure-Basen-Haushalt? Täglich erhalten wir Anfragen per E-Mail, die uns verdeutlichen, wie viel Unsicherheit es diesbezüglich gibt – auch durch die zahlreichen Bücher zum Thema, die teils sehr widersprüchliche Aussagen haben. Bevor Sie nun in diesem Kapitel besorgt nach den Lebensmitteln suchen, die Sie besonders gern und häufig essen, sei hier eine kleine Entwarnung gegeben: Legen Sie nicht alles, was Sie essen, auf die Goldwaage! Machen Sie sich das Leben nicht durch eine ständige Säure-Basen-Bewertung unnötig schwer, denn auch Genuss gehört zur basenüberschüssigen Ernährungsweise. Dieses Buch soll Ihnen helfen, sich einen Überblick zu verschaffen und Ihre Lebensweise so umzustellen, dass Sie im Großen und Ganzen Ihren Säure-Basen-Haushalt im Gleichgewicht halten können. Behalten Sie stets die Grundregeln im Kopf, wie sie in der vorderen Klappe dieses Buches kurz zusammengefasst sind. Achten Sie darauf, sich so oft wie möglich mit basenüberschüssiger Frischkost zu versorgen. Dann wird der eine oder andere »schlimme« Säurebildner ohne Probleme aufgefangen.

Zudem gibt es bislang keine einstimmige Meinung der Forscher zur Bewertung einzelner Lebensmittel. Unsere Antworten in diesem Kapitel beziehen sich im Wesentlichen auf Forschungen und Berechnungen von Ragnar Berg, Prof. Thomas Remer und Prof. Friedrich Manz, soweit deren Ergebnisse sich mit Praxiserfahrungen vieler Kollegen decken. Zu manchen Lebensmitteln kann keine eindeutige Antwort gegeben werden. Auch aus diesem Grund sollten Sie nicht zu dogmatisch mit Säuren und Basen umgehen. Als Grundregel gilt: 1-mal täglich Obst, 1-mal täglich Gemüse, 1-mal täglich Salat.

Wie wirken unsere Lebensmittel?

153 Gibt es das »ideale«, vielleicht basische Nahrungsmittel?

Die Antwort lautet ganz klar: Nein! Es gibt nicht das eine spezielle Nahrungsmittel, das immer in einer gesunden Ernährung enthalten sein muss – auch wenn die Lebensmittelindustrie uns dies gelegentlich vorzugaukeln versucht. Schon Ragnar Berg betonte immer wieder, dass nicht die einseitige Bevorzugung von bestimmten Lebensmitteln zu empfehlen sei, sondern Vielfalt und Ausgewogenheit, also das richtige Verhältnis der verschiedenen Nahrungsmittel. Es gebe »überhaupt kein ideales Nahrungsmittel, sondern wir sind darauf angewiesen, unsere Nahrung aus den verschiedensten Stoffen zu mischen, damit alle Ansprüche des Körpers erfüllt werden«. Diese Feststellung Bergs gilt heute immer noch in unverminderter Aktualität.

Säure-Basen-Tabellen im Vergleich

Die folgenden beiden Doppelseiten sollen Ihnen den Vergleich einiger Werte aus den gängigsten Säure-Basen-Tabellen ermöglichen: den Ragnar-Berg-Tabellen und den Remer-und-Manz-Tabellen. Die Tabellen sollen Ihnen als Vergleichsmöglichkeit verschiedener Forschungsergebnisse dienen und einen Überblick über die genauere Bewertung der Lebensmittel geben. Wie links bereits gesagt, brauchen Sie die Säuren und Basen in Ihrer Nahrung nicht peinlich genau auszurechnen.

Der Zahlenwert in meq/100 g (chemisches Äquivalentgewicht) gibt an, ob das jeweilige Nahrungsmittel einen basischen, säuernden oder neutralen Effekt auf den Säure-Basen-Haushalt hat und wie stark der basische bzw. säuernde Effekt ist.

Produkt	Ragnar Berg		Remer und Manz	
	Basen-Über-schuss	Säure-Über-schuss	Basen-Über-schuss	Säure-Über-schuss
Ananas	3,59		2,7	
Äpfel, verschiedene Sorten	0,84 bis 1,38		2,2	
Apfelsaft, ungesüßt	k. A.		2,2	
Aprikosen	4,79		4,8	
Artischocke		4,31	k. A.	
Banane	4,38		5,5	
Bier, deutsch (s. aber S. 177!)		0,19		0,9
Bitterschokolade	k. A.			0,4
Blumenkohl	3,04		4	
Bohnen, grün	4,2		3,1	
Brokkoli	k. A.		1,2	
Brombeeren	7,14		k. A.	
Butter		4,33		0,6
Buttermilch	1,31			0,5
Champagner (s. aber S. 177!)	0,96		k. A.	
Champignons	1,81		k. A.	
Cola	k. A.			0,4
Eigelb		51,83		23,4
Eiweiß		8,27		1,1
Erbsen		3,41		1,2
Erdbeeren	1,76		2,2	
Erdnüsse		16,39		8,3
Feigen, getrocknet	27,81		18,1	
Forelle	k. A.			10,8
Frauenmilch	2,25		k. A.	
Gouda	k. A.			18,6
Gurken	31,5		0,8	
Haferflocken		9,98 bis 20,71		10,7
Haselnüsse		2,08	2,8	
Hering, gesalzen		17,35		7

PRODUKT	RAGNAR BERG BASEN-ÜBER-SCHUSS	SÄURE-ÜBER-SCHUSS	REMER UND MANZ BASEN-ÜBER-SCHUSS	SÄURE-ÜBER-SCHUSS
Hühnerei		9,81		8,2
Hühnerfleisch		24,32		8,7
Kaffee (s. aber S. 173 ff.!)	geröstete Bohne: 5,6		1,4	
Kakao	aufge-schlos-senes Pulver: 49,91		als Getränk: 0,4	
Kalbfleisch		22,96		9
Karotten, junge	9,07		4,9	
Karpfen		17,26 (roh), 19,52 (gekocht)		7,9
Kartoffeln	2,69 bis 6,71		4	
Kaviar, gesalzen		11,61	k. A.	
Kirschen	4,33		3,6	
Knäckebrot		6,96	k. A.	
Kommissbrot		8,54	k. A.	
Kopfsalat	14,12		2,5	
Kuhmilch	1,69			0,7
Lauch (Porree)	Knollen 7,25, Blätter 11,26		1,8	
Leber (Kalb)		14,68		14,2
Leber (Schwein)	k. A.			15,7
Linsen		17,8		3,5
Mandeln		2,19		4,3
Margarine		7,31	0,5	
Marmelade	k. A.		1,5	
Milchschokolade	k. A.			2,4
Mineralwasser	k. A.		1,8	

Produkt	Ragnar Berg Basen-Überschuss	Säure-Überschuss	Remer und Manz Basen-Überschuss	Säure-Überschuss
Mirabellen	4,41		k. A.	
Molke	2,66		1,6	
Naturjoghurt aus Vollmilch	k. A.			1,5
Oliven	30,56		k. A.	
Olivenöl	k. A.		0 (neutral)	
Orangen	9,61		2,7	
Orangensaft	k. A.		2,9	
Parmesan		2,14		34,2
Petersilie	k. A.		12	
Pfirsiche	5,4		2,4	
Pflaumen	5,8		k. A.	
Pilze			1,4	
Pumpernickel	4,28		k. A.	
Quark		17,3		11,1
Radieschen	6,05		3,7	
Reis, geschält		3,18		4,6
Reis, ungeschält		17,96		12,5
Rettich, schwarzer Sommer-, ungeschält	39,4		k. A.	
Rindfleisch, mager		23,51		7,8
Roggenmehl		16,49		4,4
Rosenkohl		13,15	4,5	
Rosinen	15,1		21	
Rotwein (s. aber Frage 235!)	0,19 bis 2,33		2,4	
Sahne (Rahm)	3,15		k. A.	
Sahne, frisch, sauer	k. A.			1,2
Sauerkraut	k. A.		3	
Schafsmilch	3,27		k. A.	
Schellfisch		19,52		6,8

PRODUKT	RAGNAR BERG		REMER UND MANZ	
	BASEN-ÜBER-SCHUSS	SÄURE-ÜBER-SCHUSS	BASEN-ÜBER-SCHUSS	SÄURE-ÜBER-SCHUSS
Schmelzkäse	k. A.			28,7
Schnittlauch	8,3		5,3	
Schokolade, gewöhnliche		8,1	k. A.	
Schwarzwurzeln	1,53		k. A.	
Schweinefleisch		12,47		7,9
Sellerie	11,33		5,2	
Sonnenblumenöl	k. A.		0 (neutral)	
Soya	25,21		3,4	
Spargel		1,01	0,4	
Spinat	5,12 bis 28,01		14	
Steinpilze	4,44		k. A.	
Stilles Wasser	k. A.		0,1	
Tee	trockene Blätter: 53,50		indisch, Aufguss: 0,3	
Tomaten	13,67		3,1	
Walnüsse		9,22		6,8
Weißwein (s. aber Frage 235!)	zwischen 1,6	und 0,48	1,2	
Wirsing, grün	2,74		k. A.	
Wirsing, weiß		1,98	k. A.	
Zander		21,11 (roh), 23,18 (gekocht)		7,1
Ziegenmilch	0,65		k. A.	
Zitronen, Limonen	9,9		2,6	
Zucker, weiß (s. aber S. 161!)	k. A.		0 (neutral)	
Zwetschgen	3,99		k. A.	
Zwieback		10,41	k. A.	
Zwiebeln		1,09	1,5	

Viele pflanzliche Lebensmittel wirken basenbildend, etwa die meisten Gemüse- und Obstsorten, einige Nüsse wie Mandeln und frische Walnüsse sowie die meisten Samen, Kräuter und Keimlinge. Unter den tierischen Lebensmitteln gibt es nur wenige Basenbildner: Rohmilch (unpasteurisierte Milch) und Rohmilchprodukte.

DIE VIELFALT DER BASENBILDNER

➤ **Gemüse:** Aubergine, Bleichsellerie (Staudensellerie), Blumenkohl, Bohne, grüner Brokkoli, Butterrübe, Chinakohl, Chicorée, Eiszapfen (Radies), Erbsen (frisch), Fenchel, Frühlingszwiebel, Grünkohl, Gurke, Karotte, Kartoffel, Knollensellerie, Kohlrabi, Kürbis (alle Sorten), Lauch (Poree), Mangold, Navets Rübchen (weiße/ Teltower Rübchen), Okraschoten, Paprika (alle Sorten), Pastinake, Petersilienwurzel, Radieschen, Rettich, Rhabarber, Romanesco (Blumenkohlart), Rote Bete, Rotkohl, Schalotte, Schwarzer Rettich, Schwarzwurzel, Spinat, Spitzkohl, Staudensellerie (Bleichsellerie), Stielmus (Rübstiel), Süßkartoffel, Tomate (roh), Topinambur, Trüffelkartoffel (blaue Kartoffel), Urkarotte (Betakarotte), Weißkohl, Wirsing, Zucchini, Zuckerschote (Zuckererbse), Zwiebel.

➤ **Salat:** Bataviasalat, Chinakohl, Chicorée, Elchblattsalat, Eisbergsalat, Eistropfensalat, Endivien, Feldsalat, Friseesalat, Keimlinge (Sprossen), Kopfsalat, Lattich, Löwenzahn, Lollo, Melde (span. Spinat), Orchideensalat, Postelein (Portulak), Radicchio, Romanasalat, Rukola (Rauke), Sauerampfer, Sellerieblätter, Treviso-Salat, Zucchiniblüten.

➤ **Kräuter und Gewürze:** Basilikum, Beinwell, Bibernell, Bockshornkleesamen, Bohnenkraut, Borretsch, Brennnessel, Brunnenkresse, Chili, Dill, Fenchel, Gänseblümchen, Giersch, Glattpetersilie, Ingwer, Kamille, Kapern (ohne Essig), Kapuzinerkresseblätter und -blüten, Kardamom, Kerbel, Koriander, Kresse, Kreuzkümmel,

Kümmel, Kurkuma, Lavendel, Liebstöckel, Löwenzahn, Majoran, Meerrettich, Melde (span. Spinat), Melisse, Muskatnuss, Nelken, Oregano, Paprika, Petersilie, Pfeffer (alle Sorten), Pfefferminze, Piment, Rosmarin, Rukola (Rauke), Safran, Salbei, Sauerampfer, Schabzigerklee, Schachtelhalm, Schnittlauch, Schwarzkümmel, Sellerieblätter, Thymian, Vanille, Veilchenblüten, Ysop, Zimt, Zitronenmelisse, Zitronenpfeffer, Zitronenthymian.

➤ **Obst (frisch oder getrocknet):** Ananas, Apfel, Apfelbanane, Aprikose, Avocado, Banane, Baumerdbeere (Tamarillo), Berberitze, Birne, Brombeere, Cherymoya, Clementine, Cranberry, Dattel, Esskastanie (Marone), Erdbeere, Feige, Granatapfel, Grapefruit (Pampelmuse), Guave, Heidelbeere, Himbeere, Honigmelone, Johannisbeere (alle Sorten), Jostabeere, Kakifrucht (Sharonfrucht), Kapstachelbeere (Physalis), Kirsche (sauer und süß), Kiwi, Kumquat, Limette, Litschi, Loquat (jap. Mispel), Mandarine, Mango, Maracuja (Passionsfrucht), Melone, Minneola, Mirabelle, Nektarine, Olive (grün und schwarz), Orange, Orlando, Papaya, Pfirsich, Pflaume, Pomelo, Preiselbeere, Quitte, Reineclaude, Rhabarber, Sanddornbeere, Satsuma, Stachelbeere, Sternfrucht, Wasserkastanie, Wassermelone, Weintraube (weiß und rot), Zitrone, Zwetschge.

➤ **Die beliebtesten Trockenobstsorten:** Ananas, Apfel, Aprikose, Banane, Birne, Brombeere, Cranberry, Dattel, Feigen, Kirschen, Mango, Papaya, Pflaume, Pfirsich, Rosine

➤ **Pilze:** Austernpilz, Bovist, Champignon, Egerling, Herbsttrompete, Igel-Stachelbart (Pom-Pom blanc), Kräuterseitling, Limonenseitling, Krause Glucke, Marone, Morchel, Mu-Err-Pilz, Parasol, Pfifferling, Portabella-Pilz, Rosenseitling, Samtfußrüpli, Semmelstoppelpilz, Shiitake, Steinchampignon, Steinpilz, Trüffel.

➤ **Samen und Nüsse:** Aprikosenkerne, frische Walnüsse, (geröstete) Hanfsamen, Mandeln, Kürbiskerne, Kürbiskernmus, Leinsamen, Mandelmus, Mohnsamen, Sesam, Sesamsalz (Gomasio), Sonnenblumenkerne, Sonnenblumenkernmus, Tahin (Sesammus).

➤ **Milch:** Rohmilch und Rohmilchprodukte.

155 Was hat es mit den Ballaststoffen in Obst und Gemüse auf sich?

Als Ballaststoffe bezeichnet man die Pflanzenfasern, die nicht verdaut werden können. Sie bestehen aus bestimmten Kohlenhydraten, die der Organismus nicht zerkleinern kann. Dazu gehören Zellulose, Pektin und Lignin. Da Ballaststoffe sehr viel Wasser an sich binden können, vermehren sie das Stuhlvolumen und regen so die Darmtätigkeit an. Sie schützen außerdem nachweislich vor den Zivilisationskrankheiten Herzinfarkt, Diabetes und Darmkrebs, insbesondere Dickdarmkrebs. Sie senken den Cholesterinspiegel, indem sie bei ihrer Passage durch den Darm schädigende Substanzen, auch Cholesterin, »huckepack« nehmen und nach draußen befördern.

Basenüberschüssige Kost enthält einen besonders hohen Anteil an Obst und Gemüse, und darin stecken jede Menge Ballaststoffe. Säurebildner dagegen zeichnen sich gerade dadurch aus, dass sie, bis auf die Vollwertgetreide viel zu wenig Ballaststoffe enthalten. Weißmehl, Weißmehlprodukte, Süßigkeiten und weißer Reis enthalten sehr wenig Ballaststoffe, da diese sich meist in der Schale der Samen und Getreidekörner befinden, die entfernt wurde. Wenn Sie Ihre Ernährung insgesamt basenreicher gestalten, dann steigt damit der Ballaststoffgehalt in der Nahrung – was sich schnell deutlich spürbar an einer besseren Verdauung bemerkbar macht.

TIPP

Besonders ballaststoffreiche und zugleich basenbildende Lebensmittel sind Mandeln, Erdmandeln, Sesamsamen, Sonnenblumenkerne, Kürbiskerne, Leinsamen, Äpfel, Bananen, Birnen, getrocknete Aprikosen, Sultaninen, Blumenkohl, frische Erbsen, Kartoffeln, frische Keimlinge.

Die Top Ten der Basenbildner

1. Schwarzer Rettich: Diese leider etwas in Vergessenheit geratene Wurzel (vom Gemüsemarkt) schmeckt geraspelt oder fein geschnitten als Salat. Früher wurde Schwarzer Rettich auch gern als Hustenmittel verwendet.

2: Oliven: Die Steinfrüchte des mediterranen Olivenbaumes schmecken lecker zu Gemüse und Salaten und sind auch eine gesunde Zwischenmahlzeit. Schwarze Oliven (aus dem Naturkostladen oder gut sortierten Supermarkt) sind voll ausgereifte grüne Oliven, die nicht mit Eisengluconat gefärbt wurden, wie das bei den meisten handelsüblichen Sorten der Fall ist.

3: Erdmandel: Die knollenartig verdickte Wurzel der Erdmandel, einer uralten Kulturpflanze, schmeckt süß und ist reich an Ballaststoffen. Im Reformhaus oder Naturkostladen bekommen Sie sie als Flocken oder gemahlen.

4: Frische Keimlinge: Die selbst gezüchteten »Basenreserven« von der Fensterbank sind voller Vitalstoffe und bieten zu jeder Jahreszeit gesunden Genuss.

5: Frische Kräuter: Sie liefern ebenfalls viele Vitalstoffe und sollten in keinem Salat oder Gemüse fehlen.

6. Sesam: Die öligen Samen der Sesampflanze sind in der Küche sehr vielseitig verwendbar und enthalten jede Menge wertvolle Mineralstoffe, vor allem Kalzium.

7. Sesamsalz (Gomasio): Aus geröstetem, gemahlenem Sesam wird eine supergesunde Alternative zu purem Kochsalz hergestellt. Gomasio enthält nur einen geringen Kochsalzanteil und schmeckt herrlich nussig.

8. Kartoffeln: Schon Ragnar Berg schätzte die vielseitigen basischen Knollen als Kohlenhydratspender.

9. Äpfel: Sie haben immer Saison und schmecken fast jedem. Sie sollten möglichst roh verzehrt werden.

10. Bananen: Die Früchte in der praktischen »Verpackung« enthalten viel Kalium (→ Seite 111 f.), machen satt und sind eine gute Zwischenmahlzeit am Vormittag.

156 Welche Lebensmittel sind säurebildend?

Säurebildner sind alle Lebensmittel, die viel Eiweiß, vor allem tierisches Eiweiß enthalten. Die meisten Lebensmittel, die einen hohen Purinanteil (→ Seite 118 ff.) aufweisen, sind ebenfalls Säurebildner.

DIESE LEBENSMITTEL GELTEN ALS SÄUREBILDNER

➤ **Fleisch:** Schwein, Lamm, Rind, Wild, Geflügel, Wurstwaren, Schinken, Fleischbrühe, Fisch, Schalentiere.

➤ **Milchprodukte (auch von Schaf und Ziege):** pasteurisierte Milch, Sahne, Butter, Joghurt, Dickmilch, Quark, Kefir, Käse, Molke, Frischkäse.

➤ **Eier:** Eiweiß und Eigelb.

➤ **Gewürze:** Senf und Essig.

➤ **Gemüse und Hülsenfrüchte:** Artischocken, Rosenkohl, Spargel, Linsen, Bohnen und Erbsen (getrocknet), Kichererbsen, Sojabohnen.

➤ **Nüsse:** alle außer Mandeln und frischen Walnüssen.

➤ **Getreide und Getreideartiges:** Vollkorn- und Weißmehlprodukte aus Weizen, Dinkel, Roggen, Hafer, Gerste, Reis, (Braun-)Hirse, Kamut, Mais, Buchweizen, Amaranth, Quinoa.

➤ **Teigwaren:** alle Teigwaren aus Getreide, auch Mais-, Dinkel-, Kamut-, Hirse , Reis- und Sojanudeln.

➤ **Süßigkeiten:** alle Arten, egal mit welchem Süßungsmittel; Eis, auch Wasser-, Joghurt- und Sojaeis.

➤ **Fertigprodukte und Konserven:** alles aus Dose, Tüte oder Packung, was stark bearbeitet ist beziehungsweise Säurebildner enthält.

➤ **Getränke:** Bohnenkaffee, Getreidekaffee; Mate-Tee; schwarzer, grüner und weißer Tee; Früchtetee; Teezubereitungen mit Zucker oder Süßstoff und Aromastoffen, kohlensäurehaltige Getränke (auch Wasser), Softdrinks wie Limonaden und Fruchsaftzubereitungen, phosphathaltige Getränke wie Cola, alkoholhaltige Getränke.

157 Gibt es auch gesunde Säurebildner?

Gesunde Säurebildner sind Lebensmittel, die aufgrund ihres hohen Vitalstoffgehalts dennoch wertvoll sind. Dies sind zum einen alle Getreidesorten in ungeschälter Form. Diese Vollkornprodukte sind nicht zu verwechseln mit »dunklem« Brot, das meist nur mit Malz eingefärbt wird. Wenn Sie Vollkorn nicht gut vertragen, probieren Sie neue Getreidesorten aus: Hirse, auch Braunhirse, Dinkel, Quinoa und Amaranth. Gesunde Säurebildner sind auch Hülsenfrüchte, sie sollten aber wegen ihres hohen Puringehalts nicht täglich auf den Tisch kommen. Nüsse sind wertvolle Nahrungsmittel, die täglich in kleinen Mengen auf den Speiseplan dürfen. Weitere gesunde Säurebildner sind, in Maßen genossen, grüner und weißer Tee. Sie sollen Stoffe enthalten, die vor Krebs schützen können.

158 Was muss ich hinsichtlich der Purine beachten?

Purine beeinflussen den Säure-Basen-Haushalt nicht direkt, können sein Gleichgewicht aber langfristig stören (→ Seite 118 ff.). Sie sind vor allem in Fleisch, besonders Muskelfleisch, und Wurstwaren enthalten. Besonders hoch ist der Puringehalt außerdem in Lachs, Ölsardinen, Thunfisch in Öl und in Sprotten sowie in Kaffee und Schwarztee. Siehe auch Internet-Tipp Seite 244. Den höchsten Puringehalt unter den pflanzlichen Nahrungsmitteln haben Hülsenfrüchte: Soja, Linsen, Kichererbsen, getrocknete Erbsen und Bohnen. Auch einige Nüsse und andere Samen enthalten Purine. Die meisten Obst- und Gemüsesorten haben einen sehr niedrigen Puringehalt. So liegt er bei vielen Sorten unter 20 mg pro 100 g. Auch Mandeln enthalten weniger als 20 mg Purine pro 100 g. Alle Obstsorten enthalten nur eine verschwindend geringe Menge an Purinen.

DIE BASIS DER BASENKÜCHE: GEMÜSE, OBST & PILZE

159 Ist jedes Trockenobst basenbildend?

Trockenobst ist eine wunderbare Alternative zu Süßigkeiten. Es wird in allen Tabellen als basenüberschüssig angegeben. Wir empfehlen es zum Abrunden des morgendlichen Müslis und als Zwischenmahlzeit, auch beim Basenfasten. Es gibt ein riesiges Angebot: Äpfel, Feigen, Datteln, Ananas, Papaya … Nur ungeschwefeltes Trockenobst wirkt basenbildend. Sie erhalten es im Naturkostladen, Reformhaus oder gut sortierten Supermarkt. Es eignet sich auch gut zum »Kautraining«: Kauen Sie einen getrockneten Apfel- oder Ananasschnitz 20-, 30-, 40-mal. Sie werden erstaunt sein, wie lange man an einem Stück kauen kann.

160 Ist es egal, zu welchen Anteilen ich meinen Basenbedarf aus Obst und Gemüse decke?

Der Anteil von Obst an der täglichen Gesamtnahrungsmenge sollte nicht über 20 Prozent liegen. Decken Sie den Rest Ihres Bedarfs an Frischkost mit Gemüse. Essen Sie Obst am Vormittag, denn es enthält viel Zucker, viel Wasser und wird dadurch schnell durch die Verdauungswege geschleust. Trifft es im Darm auf noch nicht verdautes Gemüse, Käse, Fleisch, Wurst oder Brot aus früheren Mahlzeiten, fängt es an zu gären, was Blähungen hervorruft.

Obst und Rohkost
Legen Sie Ihre Obst- und Rohkostmahlzeiten auf die erste Tageshälfte, denn sie sind ab etwa 14 Uhr schwerer verdaulich. Das hängt mit dem Leberrhythmus zusammen (→ Frage 22). Auch die in vielen Ländern übliche Sitte, Obst nach einer Mahlzeit zu verzehren, ist in Hinblick auf die Verdauung nicht zu empfehlen.

161 Sind Kartoffeln nur dann basenbildend, wenn ich sie als Pellkartoffeln esse?

Kartoffeln sind vor allem aufgrund ihres hohen Kalium-gehalts Basenlieferanten. Schon Ragnar Berg lobte die Kartoffel als Grundnahrungsmittel bei einer basenüber-schüssigen Kost. Ihre unschlagbaren Vorteile: Sie schmeckt allen und macht fast ebenso satt wie Nudeln, da sie reich an Kohlenhydraten ist. Die Art der Zubereitung bestimmt allerdings, wie viele Basen die Kartoffel tatsächlich lie-fert. Salzkartoffeln (geschält in Wasser gekocht) enthalten viel weniger basische Mineralien, denn diese werden größtenteils mit dem Kochwasser weggeschüttet. In der Kartoffelsuppe bleiben die Mineralien dagegen weitge-hend erhalten, da das Kochwasser ja mit verzehrt wird. Pellkartoffeln, vorzugsweise im Gemüsedämpfer gegart, sind am basenreichsten.

162 Sind Pommes auch Basenlieferanten?

Der Kartoffelanteil in Pommes frites, die aus reinen Kar-toffeln und nicht aus einer Püreemischung hergestellt wurden, liefert Basen. Das Problem ist das Fett – weniger für den Säure-Basen-Haushalt als vielmehr für den Stoff-wechsel insgesamt. Die Qualität der verwendeten Fette bei Pommes lässt meist zu wünschen übrig. Dies ist vor allem an Straßenständen, Bahnhöfen und Einkaufszentren der Fall. Eine gesunde Alternative sind Pommes aus dem Backofen. Hier brauchen Sie überdies viel weniger Fett als beim Frittieren. Schneiden Sie die Kartoffeln, mit oder ohne Schale, in Pommesgröße – dazu gibt es auch spe-zielle Pommesschneider. Legen Sie sie auf Backpapier auf dem Backblech aus, würzen sie und bepinseln sie mit etwas Oliven- oder Sonnenblumenöl. Im vorgeheizten Backofen in etwa einer halben Stunde goldgelb backen. Ein Lieblingsessen auch für Kinder!

163 Warum sind frische Keimlinge eigentlich so basenbildend?

Wird ein Samen, die ruhende Form einer Pflanze, in Wasser gelegt, kommt es zur Aktivierung – nach wenigen Tagen entstehen die ersten grünen Keimblättchen. Dieser Umwandlungsprozess vollzieht sich unter Bildung von Vitaminen und Enzymen. Frische Keimlinge gehören zu den besten Basenlieferanten. Um Ihre Versorgung mit Vitaminen, Mineralien und anderen bioaktiven Stoffen müssen Sie sich keine Sorgen machen, wenn Sie täglich frische Sprossen zu Salat oder Gemüse essen. Frische Sprossen gibt es in Gemüsegeschäften und Naturkostläden sowie in vielen Supermärkten. Die Keimlinge sollten aber sichtbar frisch sein. Am besten ist es, sie zu Hause selbst zu ziehen (siehe Kasten rechts).

164 Sind Getreidesprossen Basenbildner?

In gekeimter Form werden alle Getreidearten zu Basenbildnern. Beim Keimen werden die im Korn enthaltenen Proteine in leicht verwertbare Eiweißbausteine (Aminosäuren) umgebaut. Die Mineralstoffe werden so umgebaut, dass sie vom Körper besser aufgenommen werden. Der Enzym- und Vitamingehalt im Keimling ist um ein Vielfaches höher als im ruhenden Korn.

165 Sind Hülsenfrüchte in gekeimter Form weniger säurebildend?

Getrocknete Hülsenfrüchte eignen sich gut zum Keimen. Die Keimlinge wirken aufgrund ihres hohen Mineralstoffgehalts basenbildend. Wer sich purinarm ernähren muss oder möchte, sollte allerdings nicht zu viel davon essen. Am empfehlenswertesten sind Kichererbsensprossen: Sie enthalten weniger Purine, sind sättigend und lecker.

Sprossenzucht auf der Fensterbank

➤ **Sie brauchen:** Ein Schraubglas (oder mehrere für verschiedene Sorten). Sie erhalten im Naturkostladen oder Reformhaus Gläser mit Plastik- oder Metallverschluss – oder auch Plastikdeckel mit Schraubgewinde, die Sie einfach auf ein sauberes Gurkenglas schrauben. Der Deckel besteht aus einem Sieb, damit Sie die Sprossen bequem jeden Tag spülen können. Geeignet zum Anfangen sind etwa Sonnenblumenkerne, Linsen, Kichererbsen, Sojabohnen, Radieschen. Sehr kleine Samen (etwa Alfala) und solche, die leicht schleimen (etwa Leinsamen), erfordern etwas Erfahrung.

➤ **So geht's:** Je nach Packungsangaben weichen Sie eine bestimmte Menge Samen im Glas in kaltem Wasser ein, schütten dieses dann ab und spülen die Samen zweimal. Manche Samen müssen nur gespült, nicht eingeweicht werden. Nach dem Spülen stellen Sie das Glas über Kopf in den Geschirrkasten Ihrer Spüle und lassen die Samen abtropfen. Wiederholen Sie das Spülen zweimal pro Tag. Je nach Samenart erscheinen ab dem 2. Tag die ersten Keime, und die Sprossen können verzehrt werden. Etwa ab dem 5. Tag können die Sprossen sehr gut abgetropft im Kühlschrank gelagert werden und sind dort knapp eine Woche haltbar.

➤ **Kleines Sprossen-Lexikon:** Alfalfa (Luzerne), Amaranth, Bockshornklee, Braunhirse, Brokkoli, Buchweizen, Dinkel, Erbsen (»Erbsenspargel«), Fenchel, Gerste, Hafer, Hirse, Kichererbsen, Koriandersamen, Kresse, Leinsamen, Linsen, Mungobohnen, Radieschen, Reis (ungeschält), Rettich, Rosabi (Kohlrabiart), Rotklee, Rukola, Sesam (ungeschält), Senf, Sojabohnen, Sonnenblumenkerne, Weizen. Samen behalten ihre Keimfähigkeit oft über sehr viele Jahre hinweg.

166 Stimmt es, dass Tomaten nur roh basisch wirken?

Voll ausgereifte Tomaten sind eigentlich Basenbildner. Die Erfahrungen zeigen aber, dass sie in gekochter Form leicht säurebildend wirken, da sie beim Kochen viele basenbildende Mineralstoffe verlieren – je stärker und je länger erhitzt, umso mehr. Tomaten sollten deshalb nicht »eingeköchelt« werden. Geben Sie bei Gemüsegerichten die Tomaten erst kurz vor Ende der Garzeit dazu.

TIPP

Für eine leckere Tomatensauce schneiden Sie frische, reife Tomaten mit einem scharfen Messer in winzige Würfel. Diese erwärmen Sie nur kurz in einem Topf und geben frische Kräuter, Olivenöl, Salz und Pfeffer dazu.

167 Ist Knoblauch ein Basenlieferant?

Knoblauch enthält viele basische Mineralstoffe. Manche vertragen ihn aber nicht gut oder reagieren gar allergisch darauf. Für unsere Basenfastenkur empfehlen wir ihn nicht, da er sehr geschmacksintensiv ist und andere Aromen schnell überdeckt. Verwenden Sie ihn sparsam.

168 Sind alle Pilze basenbildend?

Alle Pilze wirken basenbildend. Neben ihrem hohen Kaliumgehalt ist ihr hoher Eisengehalt erwähnenswert. Da Pilze schwer verdaulich sind, müssen sie sehr gut gekaut werden. Waldpilze enthalten immer noch radioaktives Cäsium aus dem Tschernobyl-Unfall. Weichen Sie daher lieber auf Zuchtpilze aus – davon gibt es ganz leckere: Shiitake, Kräuterseitlinge, Limonenseitlinge, Rosenseitlinge, Austernpilze, Egerlinge und Champignons.

169 Warum sind Hülsenfrüchte Säurebildner?

Alle Hülsenfrüchte enthalten mehr oder weniger große Mengen an Purinen. Diese beeinflussen indirekt den Säure-Basen-Haushalt negativ (→ Seite 118 ff.). Zu den Hülsenfrüchten gehören alle Arten von Linsen, Bohnen, Erbsen und Kichererbsen. Siehe aber → Frage 165 und 170.

170 Sind auch grüne Bohnen und frische Erbsen säurebildend?

Grüne Bohnen und frische Erbsen sind in den meisten Tabellen als Basenbildner angegeben. Das entspricht unseren Erfahrungen. Frische Bohnen haben einen geringen Puringehalt. Erbsen haben getrocknet und frisch den gleichen Puringehalt. Für die Basenwirkung spielt aber die Gesamtzusammensetzung, vor allem der niedrige Eiweißgehalt, eine entscheidende Rolle.

171 Wie wirkt milchsauer vergorenes Gemüse auf den Säure-Basen-Haushalt?

Milchsauer vergorene Lebensmittel werden basisch verstoffwechselt. Sie enthalten Milchsäurebakterien, die günstig auf Darmflora und Verdauung wirken. Milchsauer einlegen kann man neben Weißkraut auch Bohnen, Rote Beten und Gurken. In Korea isst man Kimshi, eine scharfe Vorspeise aus milchsaurem Chinakohl und Rettich.

H I N W E I S

!
Sauerkraut enthält viel Histamin – ein körpereigenes Gewebehormon, das auch bei allergischen Schüben freigesetzt wird. Wer eine Histaminintoleranz hat (meist bleibt diese lang unerkannt), kann durch Sauerkraut unangenehme Beschwerden bekommen.

Reine Pflanzenöle

172 Welche Öle sind für die basenüberschüssige Kost empfehlenswert?

Kaltgepresste, schonend hergestellte Pflanzenöle gehören mit ihren wertvollen Inhaltsstoffen zu jeder gesunden Ernährung dazu. Sie wirken im Stoffwechsel neutral. Je nach Sorte enthalten Pflanzenöle unterschiedliche Zusammensetzungen an einfach und mehrfach ungesättigten Fettsäuren sowie Vitamin E. Die Öle sind unerhitzt am gesündesten. Auf jeden Fall zu wertvoll zum Erhitzen sind Arganöl (auch geröstet), Haselnussöl (auch geröstet), Mandelöl, Walnussöl (auch geröstet), Kürbiskernöl, Leinöl, Traubenkernöl und Weizenkeimöl. Zum schonenden Erhitzen geeignet, aber ebenfalls besser zu Salaten und Rohkost oder nach dem Dämpfen ans Gemüse gegeben: Distelöl, Erdnussöl, Olivenöl, Rapsöl, Sesamöl (auch geröstet) und Sonnenblumenöl.

173 Oliven gelten als basenbildend. Warum wirkt Olivenöl nur neutral?

Oliven sind starke Basenbildner, vor allem die voll ausgereiften schwarzen Oliven (sie sehen schwarzlila aus; die schwer verdaulichen geschwärzten Oliven erkennen Sie am Inhaltsstoff »Eisengluconat«). Die Früchte des Ölbaums enthalten viel wertvolles Öl, viele Vitamine und Mineralien, vor allem Eisen. Olivenöl – das Produkt aus der Pressung von Fruchtfleisch und Kernen – zeichnet sich durch seinen hohen Gehalt an einfach ungesättigten Fettsäuren aus (wie übrigens auch das Rapsöl). Diese senken den Cholesterinspiegel. Obwohl Olivenöl aus den stark basischen Oliven hergestellt wird, wirkt sein Öl neutral. Beim Pressen bleibt ein Trester zurück, der einen Großteil der basischen Mineralien zurückbehält. Im Öl überwiegen die Fette, welche eine neutrale Wirkung im Stoffwechsel haben.

BESONDERE ZUTATEN FÜRS BASISCHE FRÜHSTÜCK

174 **Was sind eigentlich Erdmandeln?**

Die Wurzelknöllchen der aus dem Mittelmeerraum stammenden Erdmandel (Pflanzenfamilie der Sauergräser) erinnern an kleine Erdnüsse. Es gibt sie gemahlen oder als Flocken im Reformhaus und in einigen Naturkostläden als »Chufas-Nüssli« (»Chufas« ist der spanische Name der Erdmandel). Sie schmecken allen und ersetzen mit ihrem süßen, leicht nussigen Geschmack die Getreideflocken im Müsli. Erdmandelflocken sind Bestandteil des basischen Müslis nach Wacker (→ Seite 204). Auch in den Joghurt gerührt schmecken sie lecker. Sie wirken basenbildend und enthalten darüber hinaus eine Menge Ballaststoffe (→ Seite 136 f.), B-Vitamine, Vitamin E und Mineralstoffe. Erdmandeln enthalten viele ungesättigte Fettsäuren wie die gesunde Linolsäure.

175 **Sind Blütenpollen Basenlieferanten?**

Blütenpollen werden in keiner der gängigen Säure-Basen-Tabellen erwähnt, sind aber zu den Basenlieferanten zu zählen. Wir empfehlen sie als bereichernde Zutat zu unserem basischen Müsli (→ Seite 204.). Blütenpollen enthalten eine Fülle an Vitalstoffen, wie sie sonst nur in frischen Keimlingen zu finden ist. So wurden 22 verschiedene Aminosäuren in Blütenpollen gefunden, alle Vitamine, nahezu alle Mineralstoffe sowie viele andere Bioaktivstoffe. Besonders der Gehalt an Kalium, Zink und Silizium ist hervorzuheben. Zahlreiche Anwendungsbeobachtungen belegen den günstigen Einfluss auf das Immunsystem, den Hormonhaushalt und den Darm. Empfohlen werden sie auch gegen Wechseljahrebeschwerden, da einige Inhaltsstoffe hormonähnliche Wirkungen zeigen. Vorsicht ist lediglich bei Pollenallergikern geboten, die je nach Art der Pollen allergisch darauf reagieren können.

GEWÜRZE, SALZ UND ESSIG

176 Sind Gewürze basenbildend?

Gewürze gelten generell als Basenlieferanten. Auch getrocknete Kräuter sind Basenlieferanten, denn sie verlieren durch die Trocknung ihre Mineralstoffe nicht. Thymian und Glattpetersilie beispielsweise verfügen über einen sehr hohen Eisengehalt. Durch die Trocknung geht nur das (neutrale) Zellwasser der Pflanzen verloren. Auch intensive Gewürze enthalten viele basische Mineralien – wie Chilipulver, Pfeffer oder Kreuzkümmel.

177 Wie greift Salz in den Säure-Basen-Haushalt ein?

Obwohl Kochsalz eigentlich neutral reagiert, hat ein erhöhter Kochsalzkonsum störenden Einfluss auf den Säure-Basen-Haushalt – das ergaben neuere Forschungen. Schon Ragnar Berg ging von einer ungünstigen Wirkung des Kochsalzes aus. Ihm zufolge wird bei zu hohem Konsum von Kochsalz (Natriumchlorid) der Überschuss an saurem Chlorid aus dem Kochsalzzabbau im Bindegewebe abgelagert und trägt zur vorzeitigen Gewebealterung bei. Neuere Forschungen belegen, dass es durch einen hohen Kochsalzkonsum zu einer vermehrten Ausscheidung von Kalzium im Urin kommt. Es konnte gezeigt werden, dass bei dauerhafter salzreicher Ernährung die Knochendichte abnimmt und damit die Osteoporosegefahr steigt. Zu erwähnen ist in diesem Zusammenhang, dass der Kochsalz-Verzehr in den Industrieländern weit über dem täglichen Bedarf liegt. Für das Funktionieren des Kochsalzkreislaufs (→ Frage 26) sind nur sehr geringe Kochsalzmengen in der Nahrung nötig. Salzarme Kost verhindert Basenverlust und ist daher einer der Bausteine in der Osteoporosevorsorge und allgemein einer basenüberschüssigen Ernährung.

TIPP

Salz – in Maßen genießen

Der Körper braucht sehr wenig Kochsalz aus der Nahrung: 1 bis 2 g pro Tag würden genügen. 3 bis 6 g werden dagegen meist empfohlen. Und viele Menschen nehmen 10 bis 30 g zu sich. So kommen Sie beim Würzen mit weniger Salz aus – ohne Abstriche an den Genuss: Verwenden Sie Sesamsalz (Gomasio), reifes Gemüse, aromatische Pilze und viele frische Kräuter. Gutes Salz in kleinen Mengen, etwa Meersalz aus dem Naturkostladen oder superfeines »Fleur de Sel«, hebt den natürlichen Geschmack der Speisen hervor. Mit der Zeit stellen sich zudem Ihre Geschmacksnerven um, sodass Sie den Salzkonsum weiter reduzieren können.

178 Essig schmeckt sauer – wirkt er auch so?

Essig ist neben Milch und Nüssen in seiner Säure-Basen-Wirkung am meisten umstritten. Rein rechnerisch sollte Essig Basen bilden, da er im Stoffwechsel vollständig in den Zitronensäurezyklus einfließt. Zahlreiche Messungen des Chemikers Karl Glaesel (→ Frage 73) widerlegen jedoch die vielfache Behauptung, Essig, insbesondere Obstessig, sorge für einen ausgeglichenen Säure-Basen-Haushalt. Glaesel führte zu diesem Zweck Urin-pH-Messungen mit Personen durch, die gerade eine Obstessigkur ausprobierten. Das Ergebnis glich den »unlebendigen« Profilen chronisch Kranker (→ Seite 65). Glaesel geht davon aus, dass Essigsäure als schwache Säure zwar »abgeatmet« werden kann. Er weist allerdings darauf hin, dass der Stoffwechsel größere Mengen Essigsäure durch die Nahrung nicht verarbeiten kann – eine säuernde Situation. Etwas Essig in der Salatsauce übersäuert nicht gleich den Organismus. Aber Essig liefert auch keine Basen. Deshalb hat er bei einer Entsäuerungskur nichts zu suchen.

179 Sesam wird in manchen Tabellen als säurebildend angegeben. Stimmt das?

Sesam kann kein Säurebildner sein, denn er enthält viele basenbildende Mineralstoffe, allen voran Kalium. Sesam weist im Vergleich zu anderen Samen eine Fülle von Vitalstoffen auf und gibt Müsli, Salat und Gemüsegerichten noch eine Extraportion basische Mineralien. Besonders lecker schmeckt Sesamsalz (Gomasio). Dafür wird Sesam gemahlen und geröstet und mit einem geringen Salzanteil vermischt. Sesamöl wirkt neutral und ist geröstet oder ungeröstet eine gesunde Delikatesse.

180 Wirkt Leinsamen basenbildend?

Leinsamen ist bekannt als Quellmittel, das die Darmentleerung beschleunigt. Die Samen des Leins (Flachs) enthalten Leinöl, Eiweiß, Lezithin und einige Enzyme. Leinsamen hat keine ausgesprochen basische Wirkung, ist aber auch kein Säurebildner. Bei Darmträgheit ist daher aus der Sicht der Säure-Basen-Bilanz nichts gegen Leinsamen einzuwenden. Gewarnt wird wegen des leichten Blausäuregehaltes vor dem übermäßigen Verzehr von geschrotetem Leinsamen. In kleinen Mengen stellt auch der geschrotete Leinsamen keine Gefahr da, sollte aber frisch geschrotet sein, da das Leinöl schnell ranzig wird.

181 Die meisten Nüsse gelten als Säurebildner. Welche sind Basenbildner?

Nüsse sind kalorienreiche, aber auch vitalstoffreiche Nahrungsmittel. Nach Ragnar Berg weisen alle Nüsse einen Säureüberschuss auf, wobei er Mandeln und Haselnüssen nur einen schwachen Säureüberschuss zumisst. Remer und Manz haben für Haselnüsse einen leichten

Basenüberschuss errechnet, Erdnüsse, Mandeln und Walnüsse gelten bei ihnen als säureüberschüssig. Diese Berechnungen beziehen sich auf den durchschnittlichen Gehalt an Mineralstoffen. Nüsse sind wertvolle Vitalstofflieferanten. Diejenigen, welche einen Säureüberschuss aufweisen, gehören zu den guten Säurebildnern (→ Frage 157). Beim Basenfasten haben wir Mandeln und frische Walnüsse als basisch eingestuft, was sich in der Praxis als sinnvoll erwiesen hat – unabhängig von Formeln.

182 Ist die Kokosnuss basenbildend?

Beobachtungen zufolge sind die Kokosnuss, reine Kokosmilch sowie Kokosflocken leichte Säurebildner, obwohl sie recht viel basenbildendes Kalium enthalten. Ragnar Berg bewertete Kokos daher als leicht basisch. Man kann aber davon ausgehen, dass der relativ hohe Eiweißanteil zu einer leichten Säurewirkung führt. Auch der Fettgehalt, also die Kalorienmenge, ist beträchtlich. In Maßen genossen ist Kokosnuss aber ein wertvolles Lebensmittel und im Rahmen einer basenüberschüssigen Ernährung unbedenklich.

GETREIDE UND GETREIDEPRODUKTE

183 Sind Getreide säure- oder basenbildend?

Ragnar Berg hat die Getreide als Säurebildner angesehen, ebenso Remer und Manz. Dies entspricht auch unseren jahrelangen Erfahrungen mit Basenfasten, welches getreidefrei ist. Manche Therapeuten sind heute der Meinung, dass Dinkel und Hirse basenbildend sind. Nicht zuletzt hat die seit einigen Jahren beliebte Medizin nach der heilkundigen Äbtissin Hildegard von Bingen (1098–1179) zur Beliebtheit des Dinkels beigetragen. Dass er ein Säurebildner ist, soll seine sonstige gesundheitsfördernde Wirkung nicht in Abrede stellen.

184 Haben alle Getreidarten die gleiche Wirkung auf den Säure-Basen-Haushalt?

Die Wirkung der Getreide auf den Säure-Basen-Haushalt ist sehr unterschiedlich, denn die verschiedenen Getreidearten weisen unterschiedliche Gehalte an Mineralstoffen auf. Für die Basenbildung verantwortlich sind besonders die basischen Kaliumsalze, aber auch alle anderen Mineralien. Im Vollkorngetreide ist der Mineraliengehalt in jedem Fall höher als in Weißmehlprodukten.

Klein und gesund
Je kleiner ein Getreidekorn ist, umso höher ist der Gehalt an Mineralstoffen, und umso geringer der Anteil an säurebildendem Eiweiß. Hirse, Braunhirse und die Samen Amaranth und Quinoa sind also deutlich weniger säurebildend als Weizen, Roggen, Hafer, Reis, Dinkel etc. Darüber hinaus sind vor allem Amaranth und Quinoa gut verträglich, da sie glutenfrei sind.

185 Sollte man vor allem Weizen meiden?

Weizen eignet sich aufgrund seines hohen Kleberanteils (Gluten) bestens zum Backen. In Italien bezeichnet man Weizen (eigentlich »frumento«) mittlerweile meist schlicht als »grano« – was ganz allgemein »Korn« bedeutet. In Deutschland versteht man unter dem Begriff »Mehl« meist automatisch Weizenmehl. Wegen der großen Nachfrage wird das Saatgut immer weiter gezüchtet, um es vor Schädlingen zu schützen. Dadurch hat sich auch der Glutengehalt im Lauf der Jahre erhöht, was Menschen mit einer Glutenunverträglichkeit negativ zu spüren bekommen. Es ist also nicht nur aus Sicht des Säure-Basen-Haushalts ratsam, zugunsten anderer Getreidesorten weniger Weizen zu verzehren (→ vorige Frage).

186 Was sollte ich bei der Auswahl von Brot beachten?

Weißmehlbrot ist in den meisten Fällen aus Weizen gebacken. »Dunkle« Brote sind nicht automatisch gesünder, sie enthalten entweder eine Beimischung von Roggen, ein von Haus aus dunkleres Korn, oder werden mit Malz gefärbt. Auch Brote mit Soja-Zusatz sind dunkel. »Dunkel« heißt daher nicht, dass es sich um ein Vollkornbrot handelt. Für echtes Vollkornbrot werden ganze Getreidekörner mit Schale geschrotet oder gemahlen, ob Weizen, Roggen oder Dinkel, Hafer mit Weizenbeimischung, Gerste mit Dinkel- oder Roggenbeimischung und anderes.

Da Brot aus Getreide hergestellt wird, ist es säurebildend. Der Stellenwert des Brotes für den Säure-Basen-Haushalt bemisst sich am Mineraliengehalt des Brotes. Ein Brot aus dem vollen Korn – ob aus Weizen, Dinkel oder Roggen – ist in jedem Fall reicher an basischen Mineralstoffen als Weißmehl- oder Mischbrot. Gesund und weniger säurebildend ist Vollkornbrot aus Dinkel und mit Hirsebeimischung. Das sogenannte Essener Brot ist nahezu basisch. Es wird aus vorgekeimtem Getreide, meist aus Weizen, Dinkel, Gerste oder Roggen, hergestellt und bei niedriger Temperatur nur getrocknet. Es enthält von allen Brotsorten die meisten Mineralstoffe.

Hefe

Hefe hat die Eigenschaft, Kohlenhydrate wie Mehl und Zucker durch Vergärung abzubauen. Dabei entstehen (neutral wirkendes) Wasser und Kohlendioxid. Letzteres reagiert zwar im Organismus als Säure, wird aber über die Lunge abgeatmet, weshalb es die Säure-Basen-Bilanz nicht stört – zumindest nicht in den Mengen, in denen es in der Hefe gebunden gewöhnlich in unseren Nahrungsmitteln enthalten ist.

187 Ist Kartoffelbrot basenbildend?

Kartoffelbrot enthält zwar einen gewissen Anteil an basisch wirkenden Kartoffeln, besteht aber im Wesentlichen aus Weizenmehl. Daher ist Kartoffelbrot auch säurebildend – vor allem dann, wenn das verwendete Weizenmehl ein Auszugsmehl ist, dem die mineralienreiche Hülle des Getreidekorns fehlt.

188 Soll ich Brot am besten durch Reiswaffeln ersetzen?

Reiswaffeln sind, da sie im Wesentlichen aus säurebildendem Reis bestehen, ebenfalls säurebildend, auch wenn sie als Zusatz Sesam, Hirse oder Amaranth enthalten. Sie sind gedacht als Alternative zu Brot, vor allem für Menschen, die auf glutenfreie Kost ausweichen müssen, weil sie auf das Klebereiweiß allergisch reagieren. Für Kinder sind Reiswaffeln eine gute Alternative zu Süßigkeiten oder zu Weißmehlgebäck wie Brötchen, Laugenbrezeln und Keksen. Aus gesundheitlicher Sicht sind die ungesalzenen Reiswaffeln den gesalzenen vorzuziehen. Reiswaffeln sind zwar keine Basenbildner, gehören jedoch zu den »guten Säurebildnern« (→ Frage 157).

189 Wirkt Brottrunk basenbildend?

»Kanne Brottrunk« ist ein milchsauer vergorenes Getränk, bei dem Sauerteig mit Brotgetreidesäuren-Bakterien vergoren wird. Verwendung findet dabei Getreide aus biologischem Anbau. Durch Vergärung von Roggen, Weizen und Hafer gelang es Wilhelm Kanne 1979, ein milchsaures Gärungsprodukt herzustellen, das basisch verstoffwechselt wird. Es ist reich an Mineralien und Vitaminen. Laut Herrn Kanne findet man in einem Milliliter Brottrunk 1 bis 5 Millionen Kolonien bildende Brotgetreidesäurebakterien. Sie sind den Milchsäurebakterien verwandt und üben eine vergleichbare oder sogar bessere Wirkung auf den Darm und das Immunsystem aus. Es existieren zahlreiche Untersuchungen, die belegen, wie effektiv die Wirkung des preiswerten Getränkes auf Darm und Immunsystem selbst bei hartnäckigen allergischen Erkrankungen ist. Für manche Allergiker stellt sich allerdings die Frage, ob im Brottrunk noch Gluten – das Klebereiweiß – enthalten ist. Wir haben Herrn Kanne gefragt: Es ist gerade so viel Gluten darin, dass Brottrunk nicht mehr als glutenfrei gilt. Als glutenfreie Kost bezeichnet man alle Lebensmittel, die nicht mehr als 20 mg Gluten enthalten. Wer eine stark ausgeprägte Glutenunverträglichkeit hat (Zöliakie, Sprue), kann empfindlich reagieren.

190 Ist Hafermilch basenbildend?

In vielen Büchern ist zu lesen, Hafer gehöre zu den basischen Getreiden. Das kann so nicht bestätigt werden. Hafer ist wie alle Getreide ein Säurebildner – schon allein aufgrund seines hohen Eiweißgehaltes. Da Vollkornhafer jedoch viele basische Mineralien enthält, zählen wir ihn zu den »guten Säurebildnern«. Wir empfehlen Hafermilch allen, die Kuhmilchprodukte nicht vertragen und eine gute Alternative zur Milch suchen. Hafermilch ist unserer Erfahrung nach leichter verdaulich als Sojamilch, weshalb wir sie Milchallergikern empfehlen.

191 Wie wirkt Reismilch auf den Säure-Basen-Haushalt?

Reismilch, aus Reis und Wasser hergestellt, ist wie Reis ein Säurebildner. Sie ist aber leichter verdaulich als Milch oder auch Sojamilch. Reismilch sollte keine Zusatzstoffe enthalten, etwa Zucker, künstliche Aromen oder zugesetzte Fette – achten Sie beim Einkauf darauf.

192 Milch wird in manchen Tabellen als basenbildend ausgewiesen, in anderen als säurebildend. Was stimmt denn nun?

Die Tabellen von Remer und Manz und die von Ragnar Berg stufen Milch als leicht basisch ein. Das trifft aber nur zu, wenn es sich um Rohmilch, also um nicht pasteurisierte Milch handelt. Zu Ragnar Bergs Zeiten war dies noch weit verbreitet. Heute handelsübliche Milch ist pasteurisiert oder als H-Milch ultrahocherhitzt. Beide Verfahren verändern die Milch chemisch und machen ihre Säurewirkung aus. Rohmilch, oft Vorzugsmilch genannt, finden Sie noch in einigen Reformhäusern oder können sie beim Bauern direkt beziehen. Auch Rohmilchprodukte, wie Rohmilchkäse, sind leicht basenbildend.

193 Sind Joghurt und Quark säurebildend?

Auch Joghurt und Quark sind Säurebildner, denn auch sie enthalten beträchtliche Mengen an Eiweiß – auch in der fettarmen Version, bei der lediglich der Fettgehalt reduziert ist. Magerjoghurt und Magerquark enthalten ebenso viel Eiweiß wie die »fetten« Versionen. Wenn Sie Milchprodukte lieben, sind Joghurt und Quark aber eine gute Alternative zur Kuhmilch, da sie leichter verdaulich sind.

194 Sind auch Ziegen- und Schafsmilch Säurebildner?

Wie Kuhmilch sind sie als Rohmilch(produkte) basenbildend, in pasteurisierter Form säurebildend. Im Rahmen einer vollwertigen Ernährung sind Ziegen- und Schafsmilch sowie deren Produkte den Kuhmilchprodukten vorzuziehen, da ihr Eiweiß besser verdaulich ist. Auch lösen sie seltener Allergien aus.

195 Wenn ich mich basenüberschüssig ernähren möchte, sollte ich nicht so viele Milchprodukte verzehren. Aber bekomme ich dann genug Kalzium?

Die Meinung, dass Milch der wichtigste Kalziumlieferant und damit der wirksamste Schutz gegen Osteoporose ist, hält sich hartnäckig. Der Konsum von Milchprodukten in den Industrieländern ist in den vergangenen Jahren drastisch gestiegen – auch die Anzahl der Osteoporosefälle! Es gibt zahlreiche andere Kalziumquellen unter den pflanzlichen Lebensmitteln: Rukola, Sesam, auch Sesamsalz, Mandeln, Kresse, Grünkohl, Kichererbsen, getrocknete Feigen, Petersilie, Schnittlauch, Brennnessel, Löwenzahn. Ihr Vorteil: Sie enthalten teilweise viel mehr Kalzium als Kuhmilch, das noch dazu vom Körper leichter und vollständig aufgenommen werden kann.

Um Ihren täglichen Kalziumbedarf zu decken, brauchen Sie die Milch nicht. Sie ist eigentlich ein Säuglingsnahrungsmittel: Kuhmilch dient dem Kälbchen zum Wachsen und enthält daher viele Nährstoffe. Für einen Erwachsenen ist sie ein zu konzentriertes Lebensmittel und sollte daher allenfalls zu Genusszwecken und sehr mäßig verzehrt werden. Sie brauchen Milch also nicht unbedingt, können sich aber durchaus den einen oder anderen Cappuccino oder gelegentlich ein Milcheis gönnen.

Milch gegen Osteoporose?

In Verbindung mit Eiweiß erhöht sich die Kalziumausscheidung im Urin. Ein zu hoher Eiweißanteil in der Nahrung führt also zu Kalziumverlusten (→ Seite 84). Milch enthält viel tierisches Eiweiß. Durch Kalziumverlust steigt die Osteoporosegefahr – das, was man durch einen erhöhten Milchkonsum eigentlich abwenden möchte!

196 | Ist Sahne ebenso säurebildend wie Milch?

Sahne wird von Remer und Manz als etwa so säurebildend wie Milch eingestuft. Auch hier gilt also: In Maßen genießen – schon wegen des hohen Kaloriengehalts!

197 | Sind alle Käsesorten gleichermaßen säurebildend?

Alle Käsesorten liegen deutlich im sauren Bereich, wobei nach Remer und Manz Sorten wie Cheddar oder Parmesan noch um einiges stärker säurebildend wirken als zum Beispiel körniger Frischkäse. Allein Käse aus Rohmilch wirkt leicht basenbildend.

198 | Wird Butter basisch verstoffwechselt?

Butter gilt sowohl bei Ragnar Berg als auch bei Remer und Manz als leicht säurebildend. Butter aus Rohmilch soll aber einen leichten Basenüberschuss haben. Handelsübliche Butter ist pasteurisiert, also keine Rohmilchbutter. Dennoch ist sie der Margarine vorzuziehen. Abzuraten ist zudem von Kokosfetten und Schweineschmalz beim Kochen – beides Säurebildner mit ungesunden gesättigten Fettsäuren.

Margarine – ein Kunstprodukt
Da Margarine aus Fetten besteht, ist sie nur leicht säurebildend. Sie belastet allerdings den Stoffwechsel, weil die Fette chemisch verändert wurden. Dabei entstehen sogenannte Transfettsäuren, die der Körper nicht abbauen kann und die zum Beispiel bei der Entstehung von Arteriosklerose mitwirken. Hersteller von Reformhausmargarinen versichern, dass ihre Produkte keine Transfettsäuren enthalten – jedoch sind hier große Mengen ungesundes Kokosfett enthalten.

199 Ist Molke (Käsewasser) basenbildend?

Als Molke bezeichnet man die durchsichtige Flüssigkeit, welche bei der Käseherstellung entsteht. Die gesundheitsfördernden Eigenschaften der Molke werden oft gelobt. Sie wird häufig als basisch bezeichnet, auch bei Ragnar Berg – dies scheint allerdings nur für Molke aus Rohmilch zu gelten. Molke ist eiweißarm und enthält viel Kalium, Kalzium, Phosphor und B-Vitamine. Man unterscheidet zwischen Sauer- und Süßmolke. Zur Herstellung der Sauermolke wird Süßmolke mit Milchsäurebakterien versetzt, was den gesundheitlichen Wert der Molke erhöht. Insgesamt ist Molke kein nennenswerter Basenlieferant, dennoch ein empfehlenswertes Lebensmittel und der reinen Milch von Kuh, Ziege und Schaf vorzuziehen.

200 Wirkt sich Milchkefir günstig auf den Säure-Basen-Haushalt aus?

Kefir gehört zu den gärfähigen Mikroorganismen, vergleichbar der Hefe oder dem Kombucha-Pilz. Für die Herstellung von Milchkefir wird die sogenannte Kefir-Knolle mit Milch, vorzugsweise mit H-Milch angesetzt. Es handelt sich bei der Gärung des Milchkefirs überwiegend um eine Milchsäuregärung, bei der Milchsäure und Kohlensäure entstehen, sowie um eine alkoholische Gärung, weshalb Milchkefir einen minimalen Alkoholgehalt hat. Die milchsaure Gärung wird allgemein als eher basenbildend angesehen. Die im Kefir enthaltenen Mikroorganismen, allen voran die Milchsäurebakterien, haben einen nachgewiesen günstigen Einfluss auf die Darmflora, wobei der Kombuchapilz (→ Frage 217) zu bevorzugen ist, da er ohne die industriell veränderte H-Milch hergestellt wird und kaum noch Zuckerreste enthält. Übrigens gibt es auch Wasserkefir, den Sie aber selbst herstellen müssen (→ Frage 216).

FLEISCH, FISCH UND EIER

201 Wirken Eigelb und Eiweiß gleichermaßen säurebildend?

Eier sind in allen Tabellen als säurenüberschüssig bewertet. Remer und Manz haben in ihrer Formel besonders das Eigelb als sauer errechnet. Das Eiweiß ist ihrer Berechnung zufolge weniger sauer. Generell lauten die Empfehlungen, beim Verzehr von Eiern zurückhaltend zu sein – nicht zuletzt, um den Cholesterinspiegel zu entlasten. Auch im Rahmen einer basenüberschüssigen Ernährung sollten Eier nicht täglich gegessen werden.

202 Gibt es bei Fleisch und Fisch nennenswerte Unterschiede in der Säurebildung?

Für die Säurewirkung von Fleisch und Fisch ist der Eiweißgehalt ausschlaggebend. Er variiert von Sorte zu Sorte nur geringfügig. Auch der Puringehalt der meisten Fleisch- und Wurstsorten ist ähnlich – besonders viel davon ist beim Geflügel übrigens in der Haut enthalten. Putenfleisch ist so säurebildend wie Schweine- oder Rindfleisch, Lamm, Wild oder Fisch. Therapeuten, die mit der Blutuntersuchung im Dunkelfeld nach Prof. Dr. Enderlein (→ Frage 57) arbeiten, sehen jedoch Unterschiede. Aus der Enderleinschen Betrachtung heraus ist die Blutstruktur von Schwein, Rind, Lamm und anderen Säugetieren der des Menschen ähnlich und führt bei hohem Konsum zu einer Blutverdickung (Zunahme der Blutviskosität). Zu dickes Blut ist ein entscheidender Faktor bei der Entstehung von Durchblutungsstörungen, Bluthochdruck bis hin zu Infarkten. Tatsächlich gibt es in der Praxis zahlreiche Zusammenhänge zwischen hohem Fleischkonsum (von Säugetieren) und Herz-Kreislauf-Erkrankungen. Daher sind Geflügel und Fisch zu bevorzugen, beim Fisch vor allem einheimische Fische aus naturnaher Haltung.

SÜSSMITTEL UND SÜSSIGKEITEN

203 Wie beeinflusst Zucker den Säure-Basen-Haushalt?

Zucker reagieren rein chemisch gesehen neutral. Sie beeinflussen dadurch die Säure-Basen-Bilanz nicht direkt. Dennoch sind sie Säurebildner, denn sie führen bereits im Mund in Verbindung mit den dort angesiedelten Bakterien zu einer Säurebildung, was die Entstehung von Karies fördert. Hoher Zuckerkonsum trägt zur Entstehung einer chronischen Übersäuerung bei, wie die Erfahrungsmedizin in zahlreichen Beobachtungen gezeigt hat.

204 Gibt es einen Unterschied in der Säurewirkung von raffiniertem und unraffiniertem Zucker?

Der gewöhnlichen Haushaltszucker, der aus der Zuckerrübe gewonnen wird, findet sich in allen Fertigprodukten, die laut Zutatenliste Zucker enthalten, selbst auch in Essiggurken. Dieser Zucker ist raffiniert – also chemisch behandelt. Die in der Zuckerrübe vorhandenen Mineralien gehen dabei verloren. Auch Puderzucker, Kandiszucker und Hagelzucker sind nur Varianten des gewöhnlichen Haushaltszuckers. Weniger säurebildend ist unraffinierter Zucker aus Zuckerrübe oder aus Zuckerrohr (»Rohzucker«).

205 Ist Honig weniger säurebildend als Haushaltszucker?

Honig enthält sehr viel Zucker, sogenannten Invertzucker, der zur Hälfte aus Traubenzucker, zur anderen Hälfte aus Fruchtzucker besteht, was den Honig zu einem Säurebildner macht. Im Vergleich zu gewöhnlichem Haushaltszucker finden sich im Honig aber viele Mineralstoffe,

Vitamine und bioaktive Stoffe, die von gesundheitlichem Nutzen sind. Hervorzuheben ist dabei vor allem der hohe Eisengehalt, Zink und B-Vitamine. Im Honig finden sich immer auch einige gesunde Blütenpollen (→ Frage 175). Aus gesundheitlicher Sicht ist echter Honig in jedem Fall dem Haushaltszucker vorzuziehen. Je nach Herkunft des Honigs – zum Beispiel aus Wiesenblüten, Rapsblüten, Linden- oder Kastanienblüten – schwanken die Mengen an Mineralien und Vitaminen geringfügig. Der typische Supermarkt-»Markenhonig« besteht dagegen fast nur aus Zucker!

206 Was ist eigentlich Stevia?

Stevia ist eine brasilianische Pflanze, deren Süßkraft um das Dreihundertfache höher ist als die des Haushaltszuckers. Stevia enhält keine Kalorien. Es ist seit einigen Jahren auch bei uns im Bioladen oder Reformhaus erhältlich. Zu Ragnar Bergs Zeiten war Stevia noch nicht bekannt und wurde daher von ihm nicht bewertet. Auch in den Tabellen von Remer und Manz ist Stevia nicht bewertet. Da die Inhaltsstoffe auch in keinen anerkannten Lebensmitteltabellen enthalten sind, kann über die Wirkung auf Säure-Basen-Haushalt und Gesundheit noch keine Aussage getroffen werden.

207 Welches Süßmittel ist empfehlenswert?

Es gibt inzwischen so viele Alternativen zu gewöhnlichem Haushaltszucker, dass eine kleine Übersicht hilfreich ist (→ Kasten rechts). Wir empfehlen einheimischen Honig – vorzugsweise Biohonig. Seine wertvollen Inhaltsstoffe machen ihn zu einem »guten Säurebildner«. Auch Rohzucker, Apfel- und Birnenkraut, Ahornsirup oder Agavendicksaft sind gute Alternativen. Es gilt: Je weniger ein Süßmittel erhitzt, pasteurisiert oder sonstwie behandelt wurde, umso günstiger ist er zu bewerten.

> **Alternativen zu weißem Haushaltszucker**
> Agavendicksaft, guter Ahornsirup, Apfel- und Birnen-
> kraut und -dicksaft, Dattelmark, Honig, Frutilose,
> Manioksirup, Mascobado (aus fairem Handel), Me-
> lasse (eisenreich!), Rohrohrzucker, Rohzucker aus der
> Zuckerrübe, Ursüße, Topinambur und Weizensirup
> (beide geeignet für Diabetiker), Zuckerrübensirup.

208 Ist Kakao basisch?

Reiner Kakao soll ein Basenbildner sein. Nach Ragnar
Berg hat er, je nachdem ob stark oder weniger stark entölt,
einen mehr oder weniger starken Basenüberschuss. Untersuchungen ergaben, dass Kakao günstige Wirkungen auf
Herz und Gefäße hat. Auch der Cholesterinspiegel soll mit
reinem Kakao zu senken sein. Auf die Zubereitung kommt
es an: Reines Kakaopulver, mit heißem Wasser, etwas Rohzucker und eventuell einem Teelöffelchen Sahne angerührt,
ist eine gesündere Alternative zu zuckerreichen Fertigprodukten. Kakao enthält übrigens geringe Mengen Koffein.

209 Ist Schokolade gesund?

Gesundheitsfördernde Wirkung hat nur Bitterschokolade.
Je heller, umso ungesünder und säurebildender ist Schokolade. Weiße Schokolade besteht nur aus Zucker und
Kakaobutter. Milch- und Vollmilchschokolade haben
einen Kakaoanteil von 14 bis 30 Prozent, Halbbittersch-
kolade von mindestens 43 Prozent. Somit ist lediglich
Bitterschokolade mit 60 bis 85 Prozent Kakaoteil nur
leicht säurebildend und besitzt viele gesundheitsfördernde
Eigenschaften des Kakaos. Schokolade sollte aus fairem
Bio-Anbau stammen, denn für konventionelle Produkte
müssen Kinder und Erwachsene in den Anbauländern
unter unmenschlichen Bedingungen arbeiten!

Lezithin in Schokolade

Um die Konsistenz und andere Eigenschaften von Schokolade zu verbessern, kommt häufig Lezithin zum Einsatz. Lezithine sind Fette (Lipide), die neutral auf den Säure-Basen-Haushalt wirken. Sie werden heute hauptsächlich aus Sojaöl gewonnen. Außer in Schokolade findet man sie zum Beispiel in Brot- und Backwaren, Margarine und Fertiglebensmitteln. Als Lebensmittelzusatzstoff hat es die E-Nummer 322. Da es ein Gegenspieler zum Cholesterin ist, wird es auch als diätetisches Lebensmittel eingesetzt – vor allem in Margarine. Lecithin wird als Energielieferant für Muskeln, Nerven und Gehirn gebraucht. Als Nahrungsmittelzusatz ist es jedoch nicht notwendig, wenn man sich durch eine ausgewogene Ernährung mit ausreichend Nährstoffen versorgt. Zu bedenken ist der chemische Herstellungsprozess und die Massenproduktion aus Soja, dessen Anbau wegen der Gentechnik und der wirtschaftlichen Ungerechtigkeit (Anbau in armen Ländern) zunehmend in die Kritik gerät.

210 Ist Carob eine gesündere Alternative zu Schokolade?

Carob ist das Fruchtmark des Johannisbrotbaums. Es enthält viele Ballaststoffe, bioaktive Stoffe und Mineralstoffe. Seine Säure-Basen-Bilanz wurde bislang nicht berechnet. Man kann aber davon ausgehen, dass Carob ein Basenbildner ist. Tests haben ergeben, dass Carob in der Lage ist, den Cholesterinspiegel drastisch zu senken. Langzeitstudien dazu stehen allerdings noch aus. Es hat sich zudem gezeigt, dass Carob die Fettverbrennung ankurbeln kann. Zwei sehr erfreuliche Eigenschaften, die Sie dennoch nicht davon abhalten sollten, sich vor allem mit viel Obst und Gemüse zu ernähren.

LEBENSMITTEL DER ASIATISCHEN KÜCHE

211 Sind Sojaprodukte basenbildend?

Die Sojabohne und aus ihr hergestellte Produkte wie Tofu enthalten Eiweiße in hoher Konzentration und sind säurebildend. Dies gilt auch für Sojajoghurt, -pudding und -eis (die oft Zusatzstoffe enthalten und dann keine natürlichen Nahrungsmittel mehr sind). Die Sojabohne ist die purinreichste unter den Hülsenfrüchten. Lediglich Sojasauce und Tofu enthalten so geringe Mengen an Purin, dass sie zu den nur leicht säurebildenden Lebensmittel zählen. Sojakeimlinge dagegen sind, wie alle Keimlinge, Basenbildner. Soja und Sojaprodukte sind im Rahmen einer purinarmen Diät bei Gicht nicht erlaubt!

Sojaprodukte – Ja oder Nein?

Die aus Asien stammende Sojabohne enthält hochwertiges Eiweiß, das der Körper optimal verwerten kann. Soja wirkt, vor allem durch den Gehalt an bioaktiven Stoffen, Wechseljahresbeschwerden der Frau entgegen und ist eine Alternative zu den umstrittenen Hormonersatztherapien. Der übermäßige Verzehr von Soja und Sojaprodukten ist aber vor allem deshalb nicht ratsam, weil die hohe Konzentration an Eiweiß die Allergiebereitschaft fördert. Wenn Sie auf Kuhmilch verzichten wollen oder müssen, wählen Sie als Ersatz abwechselnd Ziegenmilch, Schafsmilch, Reismilch, Hafermilch und Sojamilch.

Das bei uns bekannteste Soja-Lebensmittel ist Tofu. Er wird durch Gerinnung aus dem flüssigen Extrakt aus der Sojabohne gewonnen. Oft wird er anstelle von Fleisch verwendet. Tofu bietet sich an, wenn die übrige Nahrung zu wenig Eiweiß enthält. Achten Sie auf gute Bio-Qualität. Lediglich Veganer, die gar keine tierischen Produkte verwenden, und Makrobiotiker sollten Tofu und andere Sojaprodukte unbedingt verwenden.

212 Ist Sojasauce für eine gesunde Ernährung empfehlenswert?

Die klassische Sojasauce wird nach uralten Rezepten aus Wasser, Sojabohnen, Getreide (Reis und Weizen) und Salz hergestellt. Die Getreide werden mit Mikroorganismen fermentiert. Achten Sie auf gute Bio-Qualität – industriell in großen Mengen hergestellte Sojasauce weist eine deutlich geringere Qualität auf. Der hohe Salzgehalt von Sojasauce wirkt sich nachteilig auf den Säure-Basen-Haushalt aus. Bei einer Entsäuerungskur hat Sojasauce in jedem Fall nichts zu suchen.

213 Ist Miso basenbildend?

Miso ist eine fermentierte Soja- oder Getreidepaste (aus Gerste, Weizen oder Reis). Der Misosuppe sagt man nach, sie habe vor Krebs schützende Eigenschaften, weshalb sie in Asien oft zum Frühstück verzehrt wird. Die Mikroorganismen der Fermentation, vor allem die Milchsäuren verbessern das Darmmilieu und damit auch das Immunsystem. Miso dürfte leicht basenbildend sein und ist ein gesundes, wohltuendes Nahrungsmittel. Wie bei Sojasauce gibt es aber große Qualitätsunterschiede!

214 Wirken Algen basenbildend?

Algen sind basenbildende Lebensmittel. Aus der makrobiotischen Küche kennt man zahlreiche Algensorten wie Nori, Wakame und Hijiki. Wertvoll sind Algen wegen ihres hohen Gehalts an Jod, Kalzium und Eisen. Populär sind in den vergangenen Jahren Nahrungsergänzungsmittel auf Algenbasis geworden, die von unterschiedlicher Qualität sind. Man sagt Algen nach, dass sie auf Darm und Bindegewebe entgiftend wirken, weshalb sie in der Erfahrungsmedizin zur Schwermetallentgiftung mit eingesetzt werden.

215 Sind Umeboshi-Aprikosen basenbildend?

Umbeboshi-Aprikosen, die Früchte des japanischen Ume-Baumes, wirken basenbildend. Bei uns sind sie als milchsauer vergorene Früchte im Naturkostladen erhältlich. Die Aprikosen werden in Shisoblätter und Salz eingelegt und der milchsauren Gärung ausgesetzt. Die köstlichen Gewürzfrüchte haben einen hohen Wert für die Darmgesundheit. Milchsauer vergorenes Sauerkraut oder milchsauer vergorene Rote Beten haben aber den gleichen Effekt – und sind erschwinglicher.

216 Wie ist Wasserkefir zu bewerten?

Wasserkefir (auch »japanische Meereskristalle« genannt) ist eine Gemeinschaft von Mikroorganismen, von Bakterien und Hefen, die zusammen mit Wasser und Zucker eine Milchsäuregärung in Gang setzen können. Man kann sich dieses Getränk selbst zubereiten, unter Zugabe von Zucker, Feigen, Aprikosen oder Rosinen. Der prickelnde Geschmack entsteht durch die entweichende Kohlensäure. Da die Gärzeit relativ kurz ist, bleibt viel unvergorener Zucker zurück, was vor allem Diabetiker beachten sollten.

217 Wie wirkt Kombucha?

Der Kombucha-Teepilz besteht aus Bakterien und Hefe und kann so einen Gärungsprozess in Gang setzen. Der Pilz ist ein Verwandter des Wasserkefirs. Er hat im Vergleich zu Milch- und Wasserkefir eine längere Gärzeit, das heißt, der Zucker wird vollständiger abgebaut. Neben Milchsäure entsteht bei Kombucha auch Glucuronsäure, die in der Lage ist, verschiedene Giftstoffe zu binden, weshalb man dem Kombuchagetränk eine entgiftende Wirkung nachsagt. Eine positive Wirkung auf den Darm hat er aufgrund der Milchsäurebakterien allemal.

218 Wirkt Wasser basenbildend?

Wasser enthält je nach Herkunft verschiedene Mineralienzusammensetzungen, und die verschiedenen Wässer schmecken sehr unterschiedlich. Wasser, das viele Mineralien enthält, vor allem Kalium, ist basisch. Laut Remer und Manz reagieren einige Quellwässer und Mineralwässer leicht basisch. Allein in Deutschland gibt es über 200 Mineralbrunnen, die insgesamt über 500 verschiedene Markenwässer herstellen. Meerwasser ist übrigens basisch, wenn es sich auch nicht zum Trinken eignet.

219 Kann ich nicht einfach Leitungswasser trinken?

Wenn Sie in einem Schweizer Bergdorf leben und keine Kupfer- oder Bleileitungen im Haus haben, ist Ihr Leitungswasser sicher sehr gesund. Wenn Sie aber in einer Stadt leben, womöglich in einem Altbau mit alten Wasserrohren, dann ist Ihr Wasser zwar keimfrei, aber nicht unbedenklich für Ihre Gesundheit. Vor allem wenn es aus mehreren Quellen zusammengemischt wird und teils lange Strecken zurücklegen muss. Für den Säure-Basen-Haushalt stellt es besonders dann eine Belastung dar, wenn es große Mengen an Sulfat, Phosphat und Chlorid enthält. In vielen Großstädten enthält Leitungswasser zudem Arzneimittelrückstände, die ebenfalls negative Auswirkungen auf den Säure-Basen-Haushalt und die Gesundheit insgesamt haben können. Wir raten daher in den meisten Fällen vom Trinken großer Mengen Leitungswasser ab. Bereiten Sie auch Ihren Tee lieber mit stillem Quellwasser zu, schon allein wegen des besseren Aromas. Der bei den Stadtwerken erfragbare pH-Wert des Wassers verrät Ihnen schließlich nicht, was sich sonst noch alles darin befindet.

220 Soll man Wasser mit wenig oder mit vielen Mineralien trinken?

Diese Frage lässt sich nicht eindeutig beantworten. Viele Therapeuten sind der Ansicht, dass Mineralien aus Trinkwasser nicht so gut aufgenommen werden können wie aus pflanzlicher Nahrung. Es scheint damit zusammenzuhängen, dass Mineralstoffe, die in Pflanzen eingebunden sind, leichter löslich und verwertbar sind. Untersuchungen haben ergeben, dass die Aufnahmefähigkeit der Mineralien aus Trinkwasser nicht bei jedem Wasser gleich ist. Je nach Quelle gibt es feinstofflicher verteilte Mineralien, die dann entsprechend besser vom Körper aufgenommen werden können. Solche Quellen sind allerdings selten. Um daher sicherzugehen, dass Sie genug Mineralstoffe bekommen, sollten Sie sich ausgewogen mit reichlich pflanzlicher Kost ernähren. Da zudem mineralienarme Wässer die Ausschwemmung von Schadstoffen begünstigen, empfehlen wir Ihnen solche Wässer.

221 Gibt es einen Unterschied zwischen Quellwasser und Mineralwasser?

Alle Mineralwässer sind Quellwässer. Mineralwässer enthalten einen regional sehr unterschiedlich hohen Gehalt an Mineralien, die ihnen einen salzigen bis seifigen Geschmack verleihen. Mineralwässer werden oft aus tieferen Gesteinschichten hochgepumpt und unter Druck abgefüllt. Zudem wird dem Wasser häufig Kohlensäure zugesetzt (→ Frage 222). Reine Quellwasser können dagegen sehr mineralienarm sein und werden im Idealfall nicht unter Druck abgefüllt, was ihre Qualität verbessert. Unsere Erfahrungen haben gezeigt, dass mineralienarme Quellwässer sich hervorragend zur Entsäuerung, aber auch für den täglichen Gebrauch eignen. Auf dem Etikett werden sie als Quellwasser ausgewiesen.

222 Wirkt Wasser mit Kohlensäure säuernd?

Kohlensäurehaltiges Wasser ist Quellwasser mit mehr oder weniger Mineraliengehalt, dem Kohlensäure zugesetzt ist. Kohlensäure ist eine anorganische Säure, die auch im Stoffwechsel Säurewirkung hat. Ein Glas Sprudelwasser allein bringt den Säure-Basen-Haushalt sicher nicht aus dem Gleichgewicht. Wenn Sie aber allgemein die Zufuhr von Säurebildnern drosseln und sich basenbetont ernähren möchten, sollten Sie auf stilles Wasser umsteigen. Ein Vorteil des stillen Wassers: Sie können viel mehr davon trinken als von kohlensäurehaltigem Wasser – weil das lästige Aufstoßen wegfällt. So erreichen Sie damit die empfehlenswerten zwei bis drei Liter pro Tag eher. Und, nicht zu vergessen: Zu viele kohlensäurehaltige Getränke belasten den Magen.

223 Sind Säfte im Rahmen einer basenüberschüssigen Ernährung empfehlenswert?

Je frischer und naturbelassener ein Lebensmittel, umso stärker seine basische Wirkung. Durch Lagerung und Konservierung gehen Vitalstoffe verloren, auch basische Mineralien. Obst- und Gemüsesaft aus der Flasche hat, sofern er frei von Zucker und Konservierungsstoffen ist, zwar immer noch basenbildende Eigenschaften. Sehr viel basenreicher und insgesamt gesünder ist aber in jedem Fall frisch gepresster Saft. Er schmeckt auch viel besser! Sie können ihn im Entsafter herstellen oder öfter mal an der Saftbar vorbeischauen, etwa am Bahnhof.
Streng genommen ist reiner Saft allerdings kein Getränk, sondern eine reichhaltige basenbildende Mahlzeit. So kann ein Glas frisch gepresster Saft schon mal ein reichhaltigeres Frühstück ersetzen. »Kauen« Sie Ihren Saft bewusst. So können die Vitamine und Mineralien optimal aufgenommen werden. Zum Durstlöschen sollten Sie dagegen vor allem Wasser und Kräutertee verwenden.

Säfte frisch gepresst

Geben Sie einige Obst- oder Gemüsesorten der Saison in Ihren Entsafter – in wenigen Minuten ist Ihr Vitamincocktail fertig. Die meisten Entsafter arbeiten mit dem Prinzip des Zentrifugierens, was die Ausbeute an Vitalstoffen beeinträchtigt: Die Saftausbeute ist geringer, die Wärmeentwicklung höher. Hochwertige Entsafter arbeiten schonend und nahezu ohne Wärmeentwicklung (→ Internet-Tipps Seite 244). Wenn Sie morgens keine Zeit haben, sich einen frischen Saft zuzubereiten, essen Sie Ihr Obst lieber pur!

224 Sind Kräutertees basenbildend?

Kräutertee (ohne Aromazusätze!) wirkt sich günstig auf den Säure-Basen-Haushalt aus. Kräutertee wird in keiner Tabelle bewertet. Aber Erfahrung und Verstand sagen: Warum sollte Kräutertee Säuren bilden? Er enthält viele Mineralien, aber kein tierisches Eiweiß und keine starken Säuren. Kräutertee ist spürbar wohltuend und verursacht kein Sodbrennen wie etwa Früchtetee oder Kaffee. Das einzige Problem, das auftauchen kann, ist, wenn Sie auf eines der Kräuter allergisch reagieren. Doch das kann prinzipiell bei jedem Lebensmittel vorkommen.

Kräutervielfalt

Kräutertees sollten Sie nicht zu stark zubereiten – 1 Esslöffel getrocknetes Kraut auf 1 Liter Wasser reicht aus. Empfehlenswert sind einheimische Pflanzen, wie sie seit jeher in Haustees zu finden sind: Birkenblätter, Brennnessel, Brombeerblätter, Erdbeerblätter, Fenchel, Goldrute, Hafer, Himbeerblätter, Kamille, Kümmel, Lavendel, Lindenblüten, Löwenzahn, Melisse, Pfefferminze, Schachtelhalm, Wollblumen, Ysop ...

225 Wie beeinflusst Yogi-Tee den Säure-Basen-Haushalt?

Yogi-Tee ist eine Mischung aus starken Gewürzen: Ingwer, Zimt, Kardamom, Nelken und schwarzer Pfeffer. Es handelt sich dabei um eine geschützte Marke. Die Gewürzmischung ist als basenbildend anzusehen. Mit Milch getrunken wird der Tee zum Säurebildner. Geben Sie ihm etwas Honig hinzu, ist die leicht säurebildende Wirkung des Honigs zu vernachlässigen.

Vorsicht: Andere nach der altindischen Heilkunde Ayurveda zusammengestellte Tees enthalten oft einen gewissen Anteil an grünem Tee (ein Säurebildner). Weder Yogi-Tee noch andere ayurvedische Teemischungen eignen sich für Fastenkuren oder Basenfastenkuren als Hauptgetränk. Da die enthaltenen Gewürze auch Heilpflanzen sind und damit arzneiliche Wirkung haben, können sie in zu großen Mengen und zu hoher Konzentration auch zu unerwünschten Nebenwirkungen führen. Trinken Sie höchstens ein bis zwei Tassen stark verdünnten Tee pro Tag.

226 Ist auch Früchtetee empfehlenswert?

Früchtetees wirken säurebildend und sind aggressiver als schwarzer Tee. Bereits eine Tasse Früchtetee kann bei empfindlichen Menschen zu saurem Aufstoßen oder Magenschmerzen führen. Viele Menschen machen den Fehler, dass sie Früchtetee als gesund ansehen, weil er aus Früchten besteht, etwa Hagebutten oder Äpfeln.

227 Ist grüner Tee wirklich so gesund?

Grüner Tee soll Stoffe enthalten, die den Organismus vor Krebserkrankungen schützen können. Bei dem Tee handelt es sich um die wenig oder nicht fermentierten Blätter des chinesischen Teestrauches, aus dem auch der fermentierte Schwarztee hergestellt wird. Grüner Tee schmeckt mild, enthält aber Koffein, das stark anregend wirkt. Daneben enthält er auch Gerbstoffe, die ihn zu einem Säurebildner machen. Sie können das selbst überprüfen: Nach einer Woche Entsäuerungskur – etwa mit Basenfasten – fühlen sich Ihre Zähne glatt an. Sobald Sie etwas grünen Tee getrunken haben, wird die Oberfläche der Zähne rau. Noch ausgeprägter ist dieser Effekt bei schwarzem Tee.

228 Ist weißer Tee basenbildend?

Weißer Tee wird aus der gleichen Pflanze hergestellt wie Grüntee und ist wie dieser zwar ein gesundes, aber leicht säurebildendes Getränk. Er schmeckt milder und ist bekömmlicher als grüner und schwarzer Tee und ist zu den »guten Säurebildnern« zu zählen. Der Genuss einer Tasse weißen Tees pro Tag bringt den Körper nicht in Basennot. In gesundheitlicher Hinsicht ist der weiße Tee dem grünen und besonders dem schwarzen vorzuziehen.

229 Warum ist Kaffee in den neuesten Tabellen (nach Remer und Manz) als basisch gekennzeichnet?

Die Formel, die den Tabellen zugrunde liegt, bezieht sich nur auf das rechnerische Verhältnis von Kalium, Natrium, Magnesium, Kalzium als Basen zu Chlorid, Phosphor und Sulfat als Säuren. Beim Kaffee errechnet sich daraus eine leichte Base. Kaffee enthält aber auch Chlorogensäuren, die nicht abgeatmet werden können und deshalb im Stoffwechsel eine leichte Säurewirkung haben. Daneben haben sie auch eine stark reizende Wirkung auf den Magen. Auch der Puringehalt (→ Seite 118 ff.) des Kaffees ist in keiner Tabelle erfasst. Es gibt daher keine Entwarnung: Kaffee bleibt ein Säurebildner!

Wissenswertes über Kaffee

Kaffee steht nach Erdöl auf Platz zwei der Welthandels-
güter. Während sich um die Entdeckung der Kaffee-
bohne viele Mythen ranken, weiß man, dass der Name
Kaffee aus dem Arabischen stammt (Qahwah = »das
Erregende«). Neben dem anregenden Hauptwirkstoff
Koffein enthält Kaffee Chlorogensäuren, die starke
Reizwirkung auf die Schleimhäute haben. In Kaffee
wurden Hunderte von pharmakologisch wirksamen
Substanzen gefunden.

➤ Koffein hat eine starke Wirkung auf Gehirn und
   Nervensystem und ist die weltweit meistkonsu-
   mierte Droge. Ab einer Menge von 150 bis 200 mg
   Koffein zeigen sich deutliche erregende Wirkungen auf das zentrale Nervensystem. Wirkungseintritt und Abbauzeit sind stark abhängig vom Stoff-
   wechseltyp. Menschen mit schnellem Stoffwechsel
   haben Koffein in 1 bis 2 Stunden abgebaut.

➤ Koffein findet man auch in über hundert anderen
   Pflanzen wie im Teestrauch, im Matestrauch, in
   der Kolanuss, im Kakaobaum. Es dient den Pflanzen als Schutz gegen Schädlinge.

➤ Eine Tasse Kaffee enthält 50 bis 150 mg Koffein,
   eine Tasse Espresso 40 mg. Eine Tasse Schwarztee
   enthält 50 mg, eine Dose Cola ebenso. Wenn ein
   Kind zwei Dosen Cola und zwei Schokoriegel zu
   sich nimmt, ist das so, als hätte es zwei Tassen
   Kaffee getrunken.

➤ Kaffee wirkt anregend – aber nach einer gewissen
   Zeit schlägt die Wirkung ins Gegenteil um: Man
   wird müde und matt. Viele Menschen sind abhängig vom Kaffee: Bei regelmäßigem Kaffeegenuss
   tritt ein Gewöhnungseffekt ein. Verzicht kann dann
   in den ersten Tagen zu Entzugserscheinungen wie
   Kopfschmerzen und Kreislaufschwäche führen.

230 Ist Espresso säurebildender als gebrühter Kaffee?

Die Kaffeebohne des in Deutschland verbreiteten Bohnenkaffees und die für den Espresso verwendete unterscheiden sich vor allem in Röstung und Koffeingehalt. So enthält eine Tasse gebrühter Kaffee 50 bis 100 mg Koffein, eine Tasse Espresso nur 40 mg. Die meisten, aber nicht alle Menschen empfinden Espresso als bekömmlicher. Unabhängig davon löst Espresso ebenso wie gebrühter Kaffee eine Säureproduktion im Magen aus. Es gibt Vermutungen, dass das kurze Aufbrühen beim Espresso und die spezielle Röstung sich günstig auf den Säure-Basen-Haushalt auswirken. Die Purine lösen sich bei langsamem Aufbrühen offenbar besser aus dem Kaffeepulver – der Puringehalt geht besonders bei Kaffee, der lange steht, in die Höhe. Dennoch ist Espresso nicht basisch. Allenfalls die gute Laune, die Sie beim gelegentlichen Genuss eines italienischen Espresso empfinden, hat basischen Charakter!

231 Ist entkoffeinierter Kaffee weniger säurebildend?

Entkoffeinierter Kaffee enthält immer noch Reste von Koffein, ist dennoch deutlich milder als herkömmlicher Kaffee. Er hat außerdem eine geringere Säurewirkung, da sowohl die Säureproduktion im Magen als auch die Harnsäurebildung geringer ist. Zu bedenken ist aber, dass die Entkoffeinierung chemische Rückstände hinterlässt, die Kaffeeexperten schlicht als »ungesunden Müll« bezeichnen. Auch werden durch die Entkoffeinierung die reizend wirkenden Chlorogensäuren nicht entfernt. Unser Tipp: Im Zweifelsfall lieber einen richtigen Kaffee mit Genuss trinken – aber nicht mehr als ein bis zwei Tassen am Tag. Die Menge macht das »Gift«!

232 Wie beeinflusst Schonkaffee den Säure-Basen-Haushalt?

Schonkaffee wird so genannt, weil neben dem stark reizenden und anregenden Koffein auch die in der Kaffeebohne enthaltenen Chlorogensäuren entfernt wurden, welche ebenfalls die Magenschleimhaut reizen. Chlorogensäuren sind organische Säuren, die im Stoffwechsel nicht vollständig abgebaut werden und damit den Körper belasten. Da es sich dabei aber nur um schwache Säuren handelt, üben sie rein rechnerisch wenig Einfluss auf die Säure-Basen-Bilanz im Körper aus. Insofern ist der Unterschied zwischen entkoffeiniertem Kaffee und Schonkaffee aus der Sicht des Säure-Basen-Haushalts nur gering.

233 Wird auch Getreidekaffee zu Säuren verstoffwechselt?

Die bisherigen Untersuchungen geben keine Hinweise darauf, ob Getreidekaffee säure- oder basenüberschüssig ist. Wir ordnen ihn aufgrund unserer Erfahrungen als leichten Säurebildner ein – in die Kategorie »gute Säurebildner«. Getreidekaffee ist in jedem Fall bekömmlicher als Kaffee und auch bekömmlicher als Schwarztee oder Früchtetee. Bei einer Entsäuerungskur wie Basenfasten gehört er aber nicht auf den Speiseplan.

234 Und was ist mit Lupinenkaffee?

Die Lupine gehört zu den Hülsenfrüchten und enthält damit eine beträchtliche Menge an Purinen. In Ragnar Bergs Tabelle ist die Lupine als schwacher Säurebildner angegeben, in den Tabellen von Remer und Manz sind Lupinenprodukte gar nicht erwähnt. Da Lupinenkaffee aber ein Produkt aus Hülsenfrüchten ist, gehen wir von einer säurebildenden Wirkung aus.

235 Ist Alkohol ein Säurebildner?

Alkohol ist sowohl in den Tabellen von Remer und Manz als auch in der Tabelle von Ragnar Berg als basisch ausgewiesen. Lediglich Eierlikör und ein spezieller spanischer Likör sind nach Ragnar Berg säurebildend. Bei Remer und Manz ist Vollbier als säuernd ausgewiesen, während andere Bierarten basisch sein sollen. Es wurden hier allerdings nur die Inhaltsstoffe bilanziert und der Weg im Stoffwechsel betrachtet. Alkohol kann zwar im Körper abgebaut werden und bewirkt in kleinen Mengen noch keine Übersäuerung. Aber Alkohol wird zu Acetessigsäure abgebaut (die übrigens den schlechten Atem von Alkoholikern bewirkt), und diese Säure führt sehr wohl zu Übersäuerung. Abgesehen davon, dass Alkohol die Leberzellen schädigt und mit verantwortlich gemacht wird für die Entstehung von Darmkrebs. Alkohol hemmt außerdem die Harnsäureausscheidung und sorgt somit für erhöhte Harnsäurewerte. Er ist daher eindeutig stets als Säurebildner zu betrachten.

236 Warum ist gerade Bier für Gichtkranke so ein großes Problem?

Wer an Gicht leidet – also an erhöhten Harnsäurewerten – der sollte generell seinen Alkoholkonsum drosseln, denn Alkohol hemmt die Harnsäureausscheidung über die Niere (→ vorige Frage). Eine Sonderstellung nimmt hier das Bier ein: Es belastet den Stoffwechsel nicht nur durch den die Harnsäureausscheidung hemmenden Alkohol, sondern auch durch eine beträchtliche Menge an Purinen. Übrigens enthält »alkoholfreies Bier« zwar wenig bis gar keinen Alkohol, es liefert aber ebenso viele Purine wie Bier mit normalem Alkoholgehalt. Es ist deshalb im Rahmen einer Ernährung bei Gicht und allgemein im Rahmen einer basenüberschüssigen Ernährung kein empfehlenswertes Getränk.

WIRKUNGSVOLL ENTSÄUERN

Wenn Sie aufgrund Ihres Allgemeinbefindens oder aufgrund eines Tests zu dem Schluss gekommen sind, dass Sie übersäuert sind, gibt es mehrere Wege, um Ihren Körper zu entsäuern. Finden Sie zunächst heraus, was es ist, das bei Ihnen am meisten zur Übersäuerung beiträgt. Haben Sie den großen Test von Seite 38 bis 41 gemacht? Wahrscheinlich haben auch Sie dabei festgestellt, dass Ihre Ernährungsweise eher Richtung »sauer« geht. Eine Umstellung der Ernährung hin zu mehr Obst und Gemüse kann Ihren Stoffwechsel bereits sehr entlasten. Weiter unterstützen können Sie Ihren Körper mit Naturheilmitteln und einer gründlichen Darmreinigung. Bevor Sie viel Geld für Labortests und Arztbesuche ausgeben – machen Sie eine bis zwei Woche Basenfasten, und warten Sie ab, wie es Ihnen danach geht. Es ist erstaunlich, wie viele gesundheitliche Probleme sich schon nach einer rein basischen Woche bessern.

Wenn Sie aber feststellen, dass Sie sich – in Bezug auf den Anteil der Säurebildner in Ihrer Nahrung – eigentlich gar nicht so ungesund ernähren, sollten Sie weitersuchen. Liegt es am Bewegungsmangel oder am Stress, ist es der unregelmäßige Lebenswandel, oder sind es Medikamente, die Sie einnehmen? In den meisten Fällen ist es das Zusammenwirken mehrerer Ursachen, das zu einer chronischen Übersäuerung führt. Klären Sie mit einem naturheilkundlichen Arzt oder Heilpraktiker ab, welcher Therapieansatz für Sie persönlich richtig ist. Verlangen Sie keine radikalen Lebensveränderungen von sich, die nur zusätzlichen Stress erzeugen. Beginnen Sie ganz einfach und preiswert: Planen Sie so oft wie möglich 30 bis 45 Minuten Bewegung an der frischen Luft ein. Gehen Sie früher zu Bett. Vertrauen Sie jemandem an, was Sie stresst.

WAS HAT ES MIT DEM ENTSÄUERN AUF SICH?

237 Kann der Körper nicht selbst entsäuern?

Eine der Hauptaufgaben des Säure-Basen-Haushalts ist es, das richtige Verhältnis zwischen Säuren und Basen aufrechtzuerhalten. Allerdings ist die Regulierung nur bis zu einem bestimmten Grad möglich: Wenn Sie über Jahre hinweg mehr Säurebildner zu sich nehmen, als Ihr Körper direkt verwerten kann, sollten Sie ihn aktiv dabei unterstützen, diese Säuren wieder loszuwerden. Zudem produziert der Organismus Remer und Manz zufolge allein durch seine tägliche Stoffwechselarbeit einen Säureüberschuss, zu deren Neutralisierung bereits 1,5 Kilo Obst und Gemüse pro Tag nötig sind!

238 Kann der Körper nicht alle Säurebildner aus der Nahrung zu Basen umbauen?

Grundsätzlich ist das denkbar – in der Praxis aber nicht möglich. Jeder Stoff – auch jeder Nährstoff – hat einen bestimmten vorgegebenen Weg im Stoffwechsel und dazu meist ein bis zwei »Notwege«, die er gehen kann, um ab- oder umgebaut zu werden. Wenn Sie zum Beispiel viel Fleisch und Kaffee zu sich nehmen, steigt die Produktion von Harnsäure im Körper stark an. Diese Säure muss ausgeschieden bezichungsweise durch die körpereigene Produktion von Basen abgepuffert werden. Die Basenproduktionsstätte im Körper sind die Belegzellen des Magens – sie produzieren basisches Natriumbikarbonat. Dabei entsteht aber gleichzeitig Magensäure, die nun ihrerseits wieder neutralisiert werden muss. Es entsteht ein Säureüberschuss oder genauer: ein Mangel an neutralisierenden Basen. Daher ist es notwendig, den Säure-Basen-Haushalt des Körpers mit einer basenüberschüssigen Ernährung zu unterstützen.

239 Was bringen Entsäuerungsmethoden?

Das Prinzip jeder Entsäuerungskur ist, den Körper mit möglichst vielen basischen Mineralstoffen zu versorgen und im Gegenzug die Zufuhr von Säurebildnern zu drosseln. Die wichtigste und effektivste Maßnahme ist dabei stets die Ernährungsumstellung. Viele Entsäuerungskuren bieten ein ausgefeiltes Ernährungsprogramm mit überwiegend oder ausschließlich basenbildenden Lebensmitteln. Diese Programme werden durch Essschulung, Darmreinigung und Bewegungsprogramme abgerundet. Vor allem Basenfasten, aber auch die milde Ableitungsdiät und manche Säure-Basen-Diäten arbeiten nach diesem Prinzip. Neben der Ernährungsumstellung kann man den Entsäuerungseffekt durch ausleitende Maßnahmen verbessern (→ Seite 188 ff.).

240 Ist Entsäuern dasselbe wie Entgiftung?

Die Begriffe sind verwandt. Entsäuerung ist eine Maßnahme, die den Säureabtransport aus dem Körper fördern soll. Entgiftung bedeutet, dass der Körper durch den verstärkten Abtransport von Giftstoffen entlastet wird. Doch Giftstoffe müssen nicht zwangsläufig Säuren sein. Es kann sich auch um Abfallprodukte des Stoffwechsels handeln, von denen sich der Körper nicht selbst befreien konnte, oder aber um von außen zugeführte Stoffe wie ein Übermaß an Eiweiß, Fett und Purinen, aber auch Schwermetalle aus der Nahrung oder aus Zahnersatzmaterial. Der Begriff Entgiftung ist daher in der Erfahrungsheilkunde weiter gefasst und beinhaltet hier auch die Entsäuerung.

Schulmediziner meinen mit dem Begriff »Entgiftung« übrigens in der Regel den körperlichen Entzug von Drogen wie Alkohol und Rauschdrogen sowie von suchterzeugenden Medikamenten.

241 Reicht es, einmal eine Entsäuerungskur zu machen?

Eine Entsäuerungskur entlastet den Organismus, sollte aber von Zeit zu Zeit wiederholt werden. Optimal sind eine bis zwei Kuren pro Jahr. Dies hängt in erster Linie davon ab, wie Ihre Lebensweise und Ernährung in der Zeit nach der Entsäuerungskur aussehen: Wenn Sie durch basenüberschüssige Ernährung, regelmäßige Bewegung, genug Schlaf und Erholung Ihren Säure-Basen-Haushalt im Gleichgewicht halten, reicht es aus, die Kur nach einem Jahr zu wiederholen. Haben sich aber wieder »saure« Essgewohnheiten, Stress und Schlafmangel breitgemacht, planen Sie am besten zwei Entsäuerungskuren im Jahr ein.

242 Sollte zwischen zwei Entsäuerungskuren ein bestimmter zeitlicher Abstand liegen?

Wann die Kur wiederholt werden sollte, hängt vom individuellen Gesundheitszustand ab. Wenn Sie das Gefühl haben, dass eine erneute Kur Ihnen gut tun würde, wiederholen Sie die Kur. Generell sind drei bis vier Wochen als »Pause« sinnvoll. Wenn Sie unsicher sind, ob der Zeitpunkt in gesundheitlicher Hinsicht passend ist, fragen Sie einen Arzt oder Heilpraktiker, der sich auf Entsäuerungsmaßnahmen spezialisiert hat.

243 Bringt es mir etwas, hin und wieder einen säurefreien Tag einzulegen?

Ein basischer Tag, völlig frei von Säurebildnern, ersetzt zwar keine (Basen-)Fastenwoche, bringt aber zwischendurch Entlastung. Ein solcher Tag kann Ihnen auch dabei helfen, sich zu Ihrer ersten Entsäuerungswoche zu entschließen, da Sie sicher feststellen, dass Ihnen das Fasten gar nicht so schwerfällt.

244 Darf ich mit meinen Kindern eine Entsäuerungskur machen?

Kinder sollten keine intensiven Entsäuerungskuren wie Heilfasten oder Diäten machen. Eine basenüberschüssige Ernährung reicht bereits aus, um den Stoffwechsel eines Kindes zu entlasten. Wenn Ihr Kind viele Süßigkeiten und Knabbereien zu sich nimmt, Nudeln liebt und viel Limonade und Kakao trinkt, reicht es zur Entsäuerung oft schon, diese Lebensmittel zu reduzieren und durch mehr basenbildende Elemente in der Nahrung zu ersetzen.

245 Ist eine Entsäuerungskur für Jugendliche geeignet?

Für Jugendliche, besonders wenn sie an Übergewicht, Cellulite, Akne oder unreiner Haut leiden, ist eine zwei- bis dreiwöchige Basenfastenkur gut geeignet, um eine langfristige Ernährungsumstellung auf eine weitmöglichst basenüberschüssige Kost einzuleiten.

TIPP

Erfahrungsgemäß essen Kinder und Jugendliche viel lieber Obst und Gemüse, als ihre Eltern denken. Es ist eine Frage der Zubereitung! Hier ist Fantasie in der Küche gefragt: Verarbeiten Sie Kartoffeln oder Zucchini zu »Spaghetti« – mit einer Gemüsespaghettimaschine, die es in jedem Kaufhaus gibt. Bereiten Sie Ihren Kindern oder Teenies morgens einen leckeren Obstsalat mit Erdmandeln, Haferflocken oder Kokosflocken und wechselnden Obstsorten zu. Geben Sie ihnen eine kleine Pausendose mit Trockenobst und Mandeln mit. Viele Kinder essen auch gerne mundgerecht geschnittene rohe Karotten, Paprika oder Gurken, saftige Wassermelone sowie Mandarinen oder Kirschen.

246 Können auch ältere Menschen eine Entsäuerungskur machen?

Bei älteren Menschen kann eine Entsäuerung die Stoffwechselleistungen wirkungsvoll unterstützen und dem Körper helfen, Säuren und andere Stoffe besser auszuscheiden. Wie intensiv Sie eine Entsäuerungskur durchführen wollen, hängt davon ab, wie gut Ihr Gesundheitszustand ist. Basenfasten (→ ab Seite 199) ist eine sanfte Entsäuerungsmethode. Lassen Sie sich im Zweifel von Ihrem Heilpraktiker oder einem für Entsäuerungsmethoden qualifizierten Arzt beraten.

247 Hat eine Entsäuerungskur Einfluss auf die Wirkung der Antibabypille?

Entsäuerungskuren wie Basenfasten oder Heilfasten sowie auch die Einnahme von Basenpulver haben keinen Einfluss auf die Wirkung der Antibabypille.

248 Was muss ich beachten, wenn ich Medikamente einnehme und gleichzeitig entsäuern möchte?

Da sich Entsäuerungskuren auf den gesamten Stoffwechsel entlastend auswirken, kann es in ihrem Verlauf zum Absinken des Blutdrucks, des Blutzuckers, aber auch der Blutfettwerte kommen. Wenn Sie regelmäßig Medikamente zur Senkung dieser Werte einnehmen, sollten Sie diese trotzdem auf keinen Fall eigenmächtig absetzen. Wenn die Werte auch nach Beendigung der Entsäuerungskur niedrig bleiben, können Sie mit Ihrem Arzt über eine Dosisanpassung sprechen. Durch die Entsäuerung kann oft der Medikamentenverbrauch reduziert werden, da Beschwerden wie Schmerzen, allergische Symptome und Sodbrennen häufig zurückgehen.

BASENPRÄPARATE – ENTSÄUERUNGSKUR AUS DER PACKUNG?

249 Kann ich entsäuern, indem ich einfach Basenpulver oder -tabletten einnehme?

Es gibt eine Reihe von Basenpräparaten, mit denen man die Entsäuerung unterstützen kann. Beliebt sind Basenpulver und -tabletten. Diese Mittel enthalten meist Natriumhydrogenkarbonat, Kalziumkarbonat und Magnesiumkarbonat. Die basischen Salze versorgen den Körper kurzfristig mit einem Basenüberschuss und puffern Säuren ab. Von einem langfristigen Gebrauch ist abzuraten, weil durch die Präparate zu viele für die Verdauung notwendige Säuren neutralisiert werden. Außerdem braucht der Körper die Vitalstoffe aus Obst und Gemüse, um gesund zu bleiben. Um den Säure-Basen-Haushalt dauerhaft im Gleichgewicht zu halten, ist eine Umstellung der Ernährung und Lebensweise unumgänglich. Bei kurzfristiger Übersäuerung, etwa nach einer durchzechten Nacht, können Basenpräparate durchaus Kopfschmerzen, Sodbrennen & Co. lindern. Ein Obst-und-Gemüse-Tag hat aber den gleichen Effekt. Das erste basische Mineralsalzpräparat wurde von Ragnar Berg entwickelt und kam 1925 unter dem Namen Basica® auf den Markt. Die heute bekanntesten Präparate: Bullrichs Vital®, Nemabas® oder Alkala®.

250 Brauche ich Basenpulver für meine Entsäuerungskur?

Ragnar Berg empfahl Basenpulver zur sanften Unterstützung, aber nicht zur Beschleunigung oder Intensivierung der Entsäuerung. Auch wir empfehlen unseren Patienten und Kursteilnehmern prinzipiell, es zunächst nur mit einer Ernährungsumstellung sowie mit Bewegung, Basenbädern, mehr Schlaf und Erholung zu versuchen. Erfahrungsgemäß werden Basenpulver dann selten benötigt.

251 Was sind Basenbäder?

Basenbäder regen die Entsäuerungsfunktion der Haut an. Die Präparate werden aus basischen Mineralsalzen wie Natriumbikarbonat und Kalziumkarbonat hergestellt. Nach einem basischen Bad fühlt sich die Haut samtweich an. Basenbäder können Sie sich mehrmals pro Woche gönnen – am besten abends. Sie erhalten den Badezusatz nach Apotheker Bullrich rezeptfrei in der Apotheke.

TIPP

Wie wende ich ein Basenbad an?

➤ Für ein Vollbad geben Sie eine größere Menge des Salzes ins Badewasser – etwa 170 bis 200 Gramm. Die Wassertemperatur sollte 37 °C betragen, die Badedauer 15 bis 30 Min. Wer einen stabilen Kreislauf hat, kann diese Zeit noch ausdehnen: Je länger Sie baden, umso mehr Säuren werden ausgeschieden.

➤ Messen Sie zu Beginn und gegen Ende der Badezeit den pH-Wert des Wassers mit einem Teststreifen: Der Wert sollte am Ende deutlich saurer geworden sein.

➤ Nach dem Bad sollten Sie sich nur abtrocknen, nicht eincremen. Das Basenbad regt die natürliche Feuchtigkeitsregulierung der Haut an. Der Effekt des Bades wird erhöht, wenn Sie anschließend nachruhen.

Der Badezusatz lässt sich auch als Fußbad anwenden. Näheres lesen Sie in der Packungsangabe.

252 Was sind Baseninfusionen?

Manche Therapeuten verabreichen ihren Patienten bei chronischer Übersäuerung Baseninfusionen. Dazu wird meist das basische Natriumbikarbonat in einer 8,4-prozentigen Lösung langsam in die Vene geleitet. Meist fühlt man sich nach der Infusion sehr entspannt.

253 Sind Baseninfusionen wirksamer als Basentabletten oder -pulver?

Baseninfusionen haben die gleiche Wirkung wie Basenpulver oder Basentabletten (→ Frage 249). Da der Wirkstoff aber direkt ins Blut geht, wirken sie, wie andere Infusionen auch, viel schneller. Baseninfusionen werden meist solchen Patienten verabreicht, die chronisch krank sind und deren Säure-Basen-Haushalt sich nicht mehr gut regulieren kann. Hier ist allerdings Vorsicht geboten: Baseninfusionen können auch überdosiert werden und dann eine akute Alkalose (→ Frage 40) hervorrufen. Daher sollten sie in angemessener Dosierung eingesetzt werden, was nur ein erfahrener Therapeut beurteilen kann. In der Regel reicht ohnehin die Anwendung von Basenpulver oder -tabletten aus.

254 Kann ich mit basischen Körperpflegemitteln entsäuern?

Unsere Haut hat einen leicht sauren pH-Wert von 5,5. Sie baut sich diesen Wert mithilfe von Bakterien auf. Es gibt also eine bakterielle Hautflora, so wie es auch eine bakterielle Darmflora gibt. Die ersten Seifen, die zur Reinigung der Haut hergestellt wurden, waren Alkaliseifen – Seifenlaugen nennt man heute noch eine Seifenlösung. Diese Seifen, etwa Kernseife, hatten einen basischen pH-Wert und zerstörten damit die Hautflora. Sie laugten die Haut buchstäblich aus, machten sie trockener und angreifbarer. In den 1960er Jahren kamen dann vermehrt sogenannte Waschsyndets auf den Markt, die einen der Haut angepassten pH-Wert aufwiesen. Sie haben sich als deutlich hautverträglicher erwiesen. Eine – heute wieder verstärkt angebotene – basische Körperpflege ist daher nicht sinnvoll, abgesehen von Basenbädern (→ Frage 251), die aber auch nicht täglich angewendet werden sollten.

AZIDOSETHERAPIE

255 Was versteht man unter Azidosetherapie?

Der Begriff Azidosetherapie wurde von der naturheilkundlich arbeitenden Ärztin Dr. Renate Collier (→ Frage 55) geprägt. Sie entwickelte diese Therapieform im
Laufe ihrer Tätigkeit in der ärztlichen Praxis. Die Azidosetherapie umfasst mehrere Methoden zur Entsäuerung
des Körpers. Neben einer grundlegenden Ernährungsumstellung auf basenreiche Kost sind spezielle Bewegungsübungen und die Azidosemassage grundlegende
Bestandteile dieser Therapie.

256 Was ist eine Azidose-Massage?

Dr. Renate Collier (→ vorige Frage) hat die Azidose-
Massage als Bestandteil ihrer Azidosetherapie entwickelt.
Der Auslöser für die Entwicklung der Methode: Eine
Patientin, die unter verschiedenen Symptomen wie Müdigkeit, Schlafstörungen, und Verdauungsbeschwerden litt,
wurde von Dr. Collier an Rücken, Bauch und Kopf mas-
siert. Zusammen mit einer Ernährungsumstellung führte
diese Behandlung nach wenigen Wochen zum Verschwinden der Symptome. 20 Jahre später stellte Dr. Collier ihre
aus diesen Erfahrungen entwickelte Therapieform vor,
die Azidosetherapie. Die dazu gehörige Azidosemassage
ist eine Entschlackungsmassage, die Dr. Collier auch als
Bauchselbstmassage in ihrem Buch »Wie neugeboren
durch Darmreinigung« beschrieben hat. Die Azidose-
massage beruht auf dem Prinzip der »rollenden Haufalte«:
Dazu wird die Haut des weichen Bindegewebes mit speziellen Massagegriffen gefältelt und ohne Druck in Richtung des Lymphflusses gerollt. Die Azidosemassage allein
reicht nicht aus, um den Körper zu entsäuern, sie ist aber
eine wirkungsvolle begleitende Maßnahme.

257 Man liest viel über Schüßler-Salze, die auch beim Entsäuern helfen können. Was sind eigentlich Schüßler-Salze?

Der Arzt Wilhelm Heinrich Schüßler (1821–1898) stellte 1873 eine von ihm entwickelte Therapie mit zwölf biochemischen Funktionsmitteln vor. Die Therapie umfasst zwölf speziell zubereitete Mineralsalze, die ihr »Erfinder« erfolgreich zur Behandlung akuter und chronischer Krankheiten einsetzte. Obwohl er von der Denkweise der Homöopathie geprägt war, beruhen seine Mittel doch auf einem anderen Wirkprinzip als der homöopathischen Ähnlichkeitsregel: Schüßler ging davon aus, dass Krankheiten auf der Grundlage gestörter biochemischer Prozesse, aufgrund eines gestörten Mineralhaushaltes, entstehen, wobei die Störung eines bestimmten Minerals sich in typischen Krankheitssymptomen und -anzeichen äußert. Schüßler-Salze enthalten Mineralien in sehr feiner Verteilung, die auch natürlicherweise im Körper vorkommen. Die Salze dringen in die Zellen ein und gleichen deren Mineralstoffhaushalt aus. Auch zur Entsäuerung eignen sich einige der Salze.

258 Auf welche Weise helfen die Schüßler-Salze bei der Entsäuerung?

Eine Entsäuerungskur ist dann wirkungsvoll, wenn sie genügend basische Mineralien enthält oder die Mineralienaufnahme verbessert. Schüßler-Salze unterstützen den Mineralstoffwechsel in der Zelle und tragen so zur besseren Mineralstoffversorgung des ganzen Organismus bei. Optimal ist es, wenn Sie Schüßler-Salze mit einer basenreichen Kost kombinieren. Die Salze sorgen dafür, dass die kostbaren basischen Mineralstoffe aus der Nahrung optimal aufgenommen werden können.

Entsäuerungskur mit Schüßler-Salzen

Eine Kur mit Schüßler-Salzen Nr. 6, 9, 10 und 11 ist prinzipiell für jeden geeignet, der sich vom Säureüberschuss befreien und einen guten Start für eine Ernährungsumstellung haben will. Auch Jugendliche können diese Kur im Rahmen einer Ernährungsumstellung machen – und werden für den geringen Aufwand mit einer reineren, strafferen Haut belohnt.

➤ Die Kur entfaltet nur dann ihre volle Wirkung, wenn gleichzeitig die Ernährung umgestellt wird. Der Entsäuerungsprozess funktioniert umso nachhaltiger, je weniger neue Säurebildner in Bindegewebe und Verdauungstrakt geraten. Zum Start der Kur kann auch Basenfasten (→ ab Seite 199) ausgesprochen hilfreich sein.

➤ Zur Entsäuerung des Bindegewebes eignet sich Schüßler-Salz Nr. 11, Silicea. Es mobilisiert die im Bindegewebe abgelagerten Säuren. Mithilfe von Schüßler-Salz Nr. 9, Natrium phosphoricum, können diese Säuren dann über die Nieren ausgeschieden werden. Schüßler-Salz Nr. 6, Kalium sulfuricum, regt den Eiweißabbau in der Leber an. Mithilfe von Schüßler-Salz Nr. 10, Natrium sulfuricum, und Schüßler-Salz Nr. 9, Natrium phosphoricum, werden die Abbauprodukte über den Darm und die Nieren ausgeschieden

➤ Und so nehmen Sie die Salze ein: vor dem Frühstück 2 Tabletten Silicea D 12. Vor dem Mittagessen 2 Tabletten Natrium phosphoricum D 6. Am Nachmittag 2 Tabletten Kalium sulfuricum D 6. Vor dem Abendessen 2 Tabletten Natrium sulfuricum D 6.

➤ Diese Kur sollten Sie über einen Zeitraum von 6 bis 8 Wochen durchführen. Wiederholen Sie die Kur ein- bis zweimal pro Jahr.

259 Gibt es auch Heilpflanzen, die beim Entsäuern helfen?

Heilpflanzen wurden bislang nicht wissenschaftlich auf ihre Fähigkeit untersucht, den Körper zu entsäuern. Erfahrungen aus der Praxis sprechen aber dafür, dass bestimmte Pflanzen sehr wohl zur Entsäuerung beitragen können, da sie je nach Art eine mehr oder weniger große Menge an basischen Mineralien liefern – zum Beispiel als Tee oder im Essen, etwa als »Brennnesselspinat«. Besonders wertvoll im Rahmen einer Entsäuerungskur sind außerdem alle Heilpflanzen, die die Ausscheidung über Leber, Galle, Lymphe, Nieren und Darm anregen. Im Kasten erfahren Sie mehr dazu.

Heilpflanzen, die eine Entsäuerungskur unterstützen

Einige Heilpflanzen kurbeln den Stoffwechsel an und treiben damit die Entgiftungs- und Ausscheidungsvorgänge voran. Dies stellt noch keine Entsäuerung im engeren Sinne dar, wirkt jedoch unterstützend, wenn Sie gerade eine Entsäuerungskur durchführen – idealerweise in Form einer verstärkten Basenzufuhr durch die Nahrung. Auszüge aus den folgenden Heilpflanzen (in der Apotheke als sogenannte Urtinkturen erhältlich) eignen sich dazu besonders gut:

➤ Über die Leber wirkt Mariendistel (Carduus marianus). Sie regt die Stoffwechseltätigkeit der Leber an und beschleunigt so die vielen Entgiftungsvorgänge, die in dem Organ tagtäglich ablaufen. Mariendistel schützt zudem die Leberzellen vor Umweltgiften.

➤ Über die Nieren wirkten Goldrute (Solidago virgaurea) und Brennnessel (Urtica dioica). Die Niere spielt eine zentrale Rolle im Säure-Basen-Haushalt. Ihre gesunde Funktion ist Voraussetzung dafür, dass genügend Säuren ausgeschieden werden und genügend Basen an den Körper zurückgegeben werden können. Goldrute regt die Nierenfunktion an und durchspült die Nieren. Sie hilft auch bei Nierengries (kleinen Nierensteinen). Brennnessel ist ein wertvolles »Unkraut«, das die Ausleitung und Entgiftung über die Nieren anregt und auch dann hilft, wenn bereits Stoffwechselerkrankungen wie Rheuma, Gicht und Allergien bestehen.

➤ Über die Lymphe wirkt Storchschnabel (Geranium robertianum). Er regt den Lymphfluss an und fördert den Abtransport der Lymphflüssigkeit. Storchschnabel hat eine ziehende, reinigende und entgiftende Wirkung in Bezug auf Giftstoffe. Diese Wirkung zeigt sich sehr anschaulich darin, dass Storchschnabel auch bei Insektenstichen hilft.

➤ Über die Galle und über den Darm wirkt der wohlbekannte Löwenzahn (Taraxacum officinale). Er fördert die Entgiftung und Ausleitung über Leber und Galle sowie über den Darm. Löwenzahn unterstützt somit den Stoffwechsel bei Rheuma, bei Allergien, bei Verstopfung, bei Gallensteinen und bei Kopfschmerzen. Weil Löwenzahn die Gallenbildung über die Leber anregt, fördert er auch die Fettverdauung.

➤ Stellen Sie eine Kur aus den verschiedenen Urtinkturen zusammen: morgens 5 Tropfen Solidago, mittags 5 Tropfen Taraxacum, nachmittags 5 Tropfen Carduus marianus, abends 5 Tropen Geranium robertianum. Die Kur sollte 4 bis 6 Wochen lang durchgeführt werden und bei Bedarf nach einem Jahr wiederholt werden.

➤ Wenn Sie an einer Stoffwechselerkrankung wie Rheuma, Gicht oder Allergien leiden, verwenden Sie statt Solidago die Urtica-dioica-Urtinktur. Dosierung: 3-mal täglich 5 Tropfen.

260 Kann ich durch Darmreinigung die Entsäuerung unterstützen?

Viele Fastenkuren und Entsäuerungskuren beinhalten eine Methode zur Darmreinigung. Fasten und Darmreinigung haben sich seit über 2000 Jahren bewährt und sind in fast allen Kulturkreisen zu finden! In der Erfahrungsheilkunde betrachtet man diese erfolgreiche Kombination als Grundlage vieler Therapien. Eine Darmreinigung befreit den Darm von Stuhlrückständen, welche den Stoffwechsel belasten können. Sie entsäuert nicht direkt, unterstützt aber die Entsäuerung. Besonders hilfreich ist sie, wenn die Verdauung nicht optimal funktioniert, wenn die Darmentleerungen nicht vollständig und nicht regelmäßig erfolgen und wenn häufig Blähungen auftreten. Führen Sie während der ersten beiden Wochen Ihrer Entsäuerungskur insgesamt drei bis vier Darmreinigungen durch.

261 Kann ich mit Sauerkrautsaft meinen Darm für eine Fastenkur reinigen?

Der Saft von milchsauer vergorenem Weißkraut kann mit seinem hohen Anteil an Milchsäurebakterien die Verdauung regulieren und zudem das Immunsystem unterstützen. Zur Darmentleerung reicht der Effekt des Sauerkrautsaftes allerdings nicht aus. Stuhlreste verbleiben weiterhin im Darm und wirken während einer Fastenkur besonders belastend für den Stoffwechsel.

262 Was ist von Glaubersalz zu halten?

Das »Glaubern«, die Darmentleerung mit Glaubersalz (Natriumsulfat), ist die bekannteste Art der Darmreinigung. Glaubersalz zum Einnehmen ist in allen Apotheken erhältlich. Manche schwören darauf, andere schaudern beim Gedanken an den Geschmack. Alternativ können Sie es mit dem ebenfalls in der Apotheke erhältlichen Bittersalz versuchen – es wirkt genauso gut, schmeckt aber ein wenig anders. Wenn Sie sich für Glaubersalz oder für Bittersalz zur Darmreinigung entscheiden, sollten Sie in den Stunden nach der ersten Einnahme keine Termine haben und immer in der Nähe einer Toilette sein, denn die Wirkung kann sehr plötzlich einsetzen. Sie kann nach einer Stunde, nach vielen Stunden (oder gar nicht) erfolgen.

TIPP

Anwendung von Glaubersalz oder Bittersalz
- Lösen Sie 40 g Glaubersalz/Bittersalz in 1/2 l Wasser auf und geben etwas Zitronensaft dazu. Trinken Sie die Lösung langsam. Danach trinken Sie reichlich Wasser oder Kräutertee, um den Salzgeschmack zu mildern.
- Wenn sich nach 8 bis 12 Stunden noch keine Darmentleerung eingestellt hat, sollten Sie die Einnahme wiederholen oder einen Einlauf machen.
- Wichtig: Glauber- und Bittersalz können die Darmschleimhäute reizen und sind daher für Menschen mit empfindlichem Darm nicht geeignet.

263 Wie funktioniert die Darmreinigung mit Einlauf?

Der Vorteil dieser Methode: Sie ist einfach durchzuführen und gut planbar. Die Darmentleerung setzt zuverlässig wenige Minuten nach der Anwendung ein. Daher eignen sich Einläufe für Menschen, die nicht stundenlang auf den Wirkungseintritt warten können wie beim Glauber- oder Bittersalz. Die Methode ist auch für Menschen mit empfindlichem Darm geeignet. Für den Einlauf brauchen Sie einen Irrigator, den es in der Apotheke zu kaufen gibt – als festen Plastikbehälter oder als faltbaren Reiseirrigator.

So funktioniert ein Einlauf

➤ Legen Sie ein Handtuch auf den Badezimmerboden. Ist der Untergrund kalt, legen Sie noch eine Decke oder den Badvorleger unter das Handtuch.

➤ Füllen Sie den Irrigatorbehälter mit 2 Liter körperwarmem Wasser (36–37 °C). Verwenden Sie keine Zusätze im Einlauf. Lassen Sie etwas Wasser ab, um Luftblasen im Schlauch zu vermeiden. Dann knicken Sie den Schlauch ab oder schließen den Hahn.

➤ Legen Sie sich auf die linke Seite auf das Handtuch.

➤ Fetten Sie das Einführrohr mit etwas Vaseline oder einer anderen unparfümierten Fettcreme ein, und führen Sie es behutsam wenige Zentimeter weit in den After ein.

➤ Öffnen Sie den Hahn des Irrigators bzw. lassen Sie den Schlauch locker. Das Wasser läuft nun langsam vom Enddarm aus in den Dickdarm. Atmen Sie ruhig, und versuchen Sie, den Bauch locker zu lassen.

➤ Wahrscheinlich spüren Sie bereits nach wenigen Milliliter Wasser einen starken Entleerungsdruck. Das ist normal, denn für den Darm ist es ungewohnt, dass Wasser eingeführt wird. Sollten Sie das Gefühl haben, den Druck nicht mehr auszuhalten, unterbrechen Sie den Einlauf und gehen zur Toilette. Nach einer ersten kleinen Darmentleerung setzen Sie den Einlauf fort.

➤ Unterstützen Sie danach Ihren Darm, indem Sie ihn mit vom Blinddarm ausgehenden streichenden Bewegungen bis zum Enddarm leicht massieren.

➤ Nach wenigen Minuten wird der Druck so stark, dass Sie zur Toilette müssen. Lassen Sie sich Zeit, bis Sie das Gefühl einer gründlichen Entleerung haben.

➤ Manchmal sind zwei, drei oder mehr Füllungen nötig, damit der Darm richtig entleert wird. Die ideale Füllmenge beträgt 2 bis 3 Liter!

264 Welche Vorteile bringt eine Darmreinigung mit Colon-Hydrotherapie?

Colon-Hydrotherapie, vom Arzt oder Heilpraktiker ausgeführt, ist die bequemste, gründlichste und angenehmste Darmreinigungsmethode. Der Dickdarm wird zunächst mit vorgewärmtem, gefiltertem Wasser sanft gespült und dadurch sehr intensiv gereinigt, was mithilfe eines »Colon-Hydromat« genannten Gerätes geschieht. Sie liegen dabei bequem in Rückenlage auf einer Behandlungsliege. Über ein geschlossenes System (natürlich mit sterilem Einmal-einführbesteck) fließt körperwarmes, filtriertes Wasser in den Darm. Der Darminhalt wird durch einen Abfluss-schlauch geruchfrei ausgeleitet. Der Therapeut ist während der gesamten Spüldauer von 35 bis 50 Minuten anwesend. Er überwacht den Behandlungsdruck und reguliert ihn individuell nach Empfindlichkeit des Patienten. Der Wasserdruck erzeugt einen leichten Massage-effekt, der durch die vom Therapeuten ausgeführte Bauch-massage noch verstärkt wird. So lösen sich oft selbst solche Kotreste, die viele Jahre alt sind.

Sind erst einmal alle Reste draußen, können die Darm-wände wieder aufatmen, und das Darmabwehrsystem, das sich in und an den Darmwänden befindet, wird wieder leistungsfähig. Der schöne Nebeneffekt: Eine gründliche Darmreinigung verbessert das Hautbild.

H I N W E I S

Colon-Hydrotherapie ist nicht geeignet für Schwangere und Stillende sowie bei schwerem Verlauf bestimmter chronischer Erkrankungen. Vor der Behandlung sollte ein ausführliches Beratungsgespräch stattfinden. Bei sachgemäßer Anwendung ist die Colon-Hydro-therapie ungefährlich. Die Kosten liegen bei etwa 70–150 Euro. Siehe Internet-Tipp auf Seite 244.

BASISCHE KOST UND BASISCHE DIÄT

265 Was ist basische Kost?

Der Begriff wird uneinheitlich verwendet. Für manche ist basische Kost eine Ernährungsform, die besonders viele Basenbildner enthält, also etwa Vollwertkost, die auch Säurebildner wie Getreide enthält und lediglich ganz auf tierisches Eiweiß verzichtet. Für andere ist es eine Ernährungsweise, die keine Säurebildner enthält. Eine rein basische Kost ist nicht als dauerhafte Ernährungsweise gedacht, sondern als Einstieg in eine basenreichere Lebensweise. 100 Prozent basisch ist Basenfasten, eine zeitlich begrenzte Entsäuerungskur, der eine basenüberschüssige Kost im Sinne Ragnar Bergs (→ Seite 197 ff.) folgen sollte.

266 Was ist eine Säure-Basen-Diät?

Das Angebot an Säure-Basen-Diäten ist vielseitig. Gemeint ist damit immer eine Diät, bei der Säurebildner in den Hintergrund treten und Basenbildner die Hauptrolle spielen. Es gibt zahlreiche Bücher zu diesem Thema. Die meisten Autoren berufen sich auf die sogenannte 80/20-Regel: 80 Prozent der Nahrung sollten Basenbildner sein, 20 Prozent Säurebildner. Diesem Anspruch werden die Empfehlungen in den Büchern aber häufig gar nicht gerecht. In vielen Rezepten ist im Verhältnis zu viel Ei, Käse, Brot und Fleisch enthalten, um die 80/20-Regel zu erfüllen. Manchmal sind auch Getreide als Basenbildner angegeben. Oder man findet im Buch eine Ernährung zum Eiweißfasten (ein Begriff, den der Wiener Arzt Alfred Pischinger geprägt hat), bei dem man möglichst wenig tierisches Eiweiß und viel pflanzliches Eiweiß – vornehmlich aus Hülsenfrüchten – verzehren soll. Zu bedenken ist dabei, dass Hülsenfrüchte jede Menge der säurebildenden Purine enthalten. Achten Sie daher unbedingt darauf, ob die 80/20-Regel auch wirklich richtig ausgelegt ist (→ Seite 219 f.).

267 Ist basenüberschüssige Kost dasselbe wie eine eine Säure-Basen-Diät?

Bei einer »Säure-Basen-Diät« nach der 80/20-Regel handelt es sich um eine basenüberschüssige Kostform. Der Begriff »Diät« könnte hier den Eindruck entstehen lassen, man müsse die 80/20-Regel nur für kurze Zeit durchführen, um den Körper in eine Säure-Basen-Balance zu bringen. »Diät« ist hier aber im ursprünglichen Sinne (von griech. diaita = Lebensweise) zu verstehen. Um Missverständnisse zu vermeiden, bevorzugen wir die Bezeichnung »basenüberschüssige Kost«.

268 Kann ich mit basenüberschüssiger Kost wirkungsvoll entsäuern?

Mit einer basenüberschüssigen Kost können Sie durchaus entsäuern, allerdings geht das wesentlich langsamer, als es mit Basenfasten (→ Seite 199 ff.) und der anschließenden Umstellung auf basenüberschüssige Kost möglich ist. Optimal ist es, wenn Sie sich in den ersten Wochen nach entsprechenden Rezepten in einem guten Buch zum Thema richten. Dann müssen Sie nicht ständig darauf achten, dass die Mengenverhältnisse zwischen Säurebildnern und Basenbildnern der 80/20-Regel entsprechen. Um mit basenüberschüssiger Kost gut zu entsäuern, sollten Sie darauf achten, auch Ihre Lebensweise rhythmischer und ausgeglichener zu gestalten, und ein regelmäßiges Bewegungsprogramm einbauen.

269 Kann ich mich als Allergiker auch auf basenüberschüssige Kost umstellen?

Bei Nahrungsmittelunverträglichkeiten oder echten Allergien bzw. sogenannten Kreuzallergien auf Äpfel, Kiwi, Karotten, Erdnüsse oder anderes sollten Sie alle Nahrungsmittel vom Speiseplan streichen, von denen Sie wissen, dass Sie diese nicht vertragen. Das gilt auch dann, wenn es sich um Basenbildner handelt. Wenn Sie beispielsweise Pollenallergiker sind und Kreuzallergien mit Äpfeln und Karotten entwickelt haben, sind Äpfel und Karotten nach wie vor tabu. Durch die Entsäuerung wird jedoch nach einiger Zeit der Stoffwechsel entlastet, was die Toleranz gegenüber den bisher unverträglichen Nahrungsmitteln erhöht. Lassen Sie Ihrem Körper Zeit. Probieren Sie hin und wieder ein klein wenig von dem Lebensmittel, auf das Sie allergisch sind.

Pollen- oder Hausstaubmilbenallergien können sich durch die allgemeine Verbesserung der Stoffwechsellage bessern.

270 Kann man mit einer Entsäuerungskur Gicht erfolgreich bekämpfen?

Ernährungsbedingte Harnsäureerhöhungen im Blut, wie sie bei Gicht vorliegen, sprechen auf eine Ernährungsumstellung gut an. Allgemein empfohlen wird eine purinarme Diät: Reduktion des Fleisch-, Wurst- und Fischkonsums, des Alkoholkonsums und des Verzehrs von Hülsenfrüchten. Dadurch soll verhindert werden, dass sich im Stoffwechsel zu viel Harnsäure bilden kann. Wenn Sie eine Ernährungsumstellung machen, bei der Sie generell darauf achten, weniger Säurebildner zu sich zu nehmen, so senken Sie damit auch den Harnsäurewert, denn Sie lassen die oben genannten purinhaltigen Lebensmittel weg oder reduzieren sie. Es reicht dagegen nicht aus, nur Basentabletten oder Baseninfusionen als Entsäuerungsmaßnahme einzusetzen, um weitere Gichtanfälle zu verhindern. Eine dauerhafte Umstellung auf basenüberschüssige Kost ist bei diesem Krankheitsbild unverzichtbar. Sehr hilfreich wirkt sich zum Start auch Basenfasten aus (→ Seite 199 ff.).

BASENFASTEN – 100 PROZENT BASISCH

271 **Ist Basenfasten das Gleiche wie eine Säure-Basen-Diät beziehungsweise wie basenüberschüssige Kost?**

Basenfasten ist nicht zu verwechseln mit Säure-Basen-Diäten! Säure-Basen-Diät oder basenüberschüssige Kost nennt man eine Ernährung im Säure-Basen-Gleichgewicht. Sie beruht auf Empfehlungen, in welchem Verhältnis basenbildende und säurebildende Lebensmittel in der täglichen Ernährung stehen sollten. Basenfasten dagegen ist eine Fastenkur, bei der man für eine kurze Zeit, meist für ein oder zwei Wochen, alle Säurebildner weglässt und ausschließlich Basenlieferanten verzehrt.

272 **Ist Basenfasten auch eine wirkungsvolle Methode zum Entsäuern?**

Die Methode Basenfasten wurde von uns aufgrund langjähriger Praxiserfahrungen entwickelt. Es hat sich als optimale Methode bewährt, den Organismus schonend, aber sehr wirkungsvoll zu entsäuern, ohne dabei den Stoffwechsel zu stressen. Dadurch, dass Basenbildner gegessen werden dürfen, schaltet der Stoffwechsel (im Gegensatz zum reinen Fasten, → ab Seite 206) nicht auf Nahrungsstopp um. Beim Basenfasten hat der Stoffwechsel die Möglichkeit, überschüssige Säuren auszuscheiden. Die Wirkung macht sich bereits nach wenigen Tagen bemerkbar: Die Haut wird strahlender, man fühlt sich vitaler und leistungsfähiger, die Verdauung wird angekurbelt, und der Kopf ist klar. Lediglich bei Menschen, die sehr starke Säurelasten mit sich herumtragen, und bei ausgesprochenen Kaffeeliebhabern können die ersten Entsäuerungstage mit einem Leistungsknick einhergehen. In diesen Fällen hilft eine unterstützende Kur mit Heilpflanzen (→ Seite 190 f.) oder mit Schüßler-Salzen (→ Seite 188 f.).

273 Wie ist die Methode Basenfasten entstanden?

Als wir vor Jahren die Methode Basenfasten entwickelten, hatten wir ein Hauptanliegen: unseren Patienten und Fastenkursteilnehmern eine alltagstaugliche Methode an die Hand zu geben, um langfristig die Ernährung umzustellen. Allzu oft hatten wir beobachtet, wie Menschen nach einer Diät oder nach einer Heilfastenkur wieder in ihre alten Essmuster zurückgefallen sind und damit dem Jo-Jo-Effekt Tür und Tor geöffnet haben. Wir haben daher an einem Kurmodell gearbeitet, das den Umdenkprozess »inklusive« anbieten soll. Der Umdenkprozess im Rahmen des Basenfastens zielt auf eine basenüberschüssige, abwechslungsreiche und saisongerechte Ernährung ab. Die Empfehlungen Ragnar Bergs, sich an die 80/20-Regel zu halten (→ Frage 266) und den Speiseplan abwechslungsreich zu gestalten, sehen wir dabei als empfehlenswerten Ernährungsansatz, der sich günstig auf die Gesundheit und auch auf das Körpergewicht auswirkt. Mit basenüberschüssiger Ernährung und einer guten »Work-Life-Balance« mit viel körperlicher Bewegung und genügend Ruhephasen kann jeder aktiv zum Erhalt seiner eigenen Gesundheit beitragen. Basenfasten – die vorübergehend rein basische Ernährung – dient dabei als Einstieg.

274 Wie funktioniert Basenfasten?

Eine Woche Basenfasten ist ganz einfach: Auf dem Speiseplan stehen während dieser Zeit ausschließlich Basenlieferanten wie Obst, Gemüse, Kräuter, frische Keimlinge, Samen, einige Nüsse und neutrale Lebensmittel wie kaltgepresste Pflanzenöle. Wichtig ist, nur Obst- und Gemüsesorten reif und aus regionalem, saisongerechten Anbau zu verwenden. Damit die Umstellung auf so viele gesunde, ballaststoffreiche Basenlieferanten dem Darm leichter fällt, wird er während einer Basenfastenwoche zwei- bis dreimal gereinigt (→ Seite 192 ff.). Ein tägliches Bewegungs- und Entspannungsprogramm rundet die Basenfastenzeit ab und lässt sie zu einer Wohltat für Körper und Seele werden. Um den Entsäuerungseffekt zu unterstützen, hilft ein abendliches Basenbad (nach Apotheker Bullrich, → Seite 185) ein- bis zweimal pro Woche. Ganz wichtig jedoch ist, dass Sie sich zu einer Basenfastenzeit – zu einer Auszeit für Säuren – freiwillig entschließen und es entsprechend locker angehen. Nur so wird Basenfasten rundum zum Erfolg.

Basenfasten – ein Genuss!

Basenfasten stellt Ihre Vorstellung von Fasten auf den Kopf. Sie fasten und können trotzdem essen, satt werden und dabei genießen! Was man in der Regel als Fasten bezeichnet, ist der freiwillige Verzicht auf feste Nahrung für einen bestimmten Zeitraum – meist eine oder zwei Wochen. Beim Basenfasten wird dagegen für eine oder mehrere Wochen freiwillig auf Säurebildner verzichtet. Basenfasten ist also Fasten mit Obst und Gemüse. Da ja gegessen werden darf, ist die Hemmschwelle viel niedriger, der Übergang fällt sehr viel leichter.

Es darf dabei experimentiert werden – mit vielen bislang unbekannten oder wenig verwendeten Obst- und Gemüsesorten und Zubereitungen, die neue Akzente in einer basischeren Küche setzen. Abwechslungsreich und gut zubereitete basische Gerichte aus knackig frischem Gemüse schmecken auch ganz ohne Fleisch, Fisch, Käse oder Sahnesößchen lecker! Viele Tipps dazu finden Sie in den von uns empfohlenen Büchern (siehe »Bücher, die weiterhelfen«, Seite 245 f.).

275 Ist Basenfasten für jeden geeignet?

Basenfasten ist eine milde Entsäuerungsmethode, die prinzipiell für jeden geeignet ist. Sie müssen dafür keinen Urlaub nehmen, wie das bei einer traditionellen Fastenkur zu empfehlen ist. Basenfasten ist zu hundert Prozent alltagstauglich! Auch geschwächte und kranke Menschen erleben beim Basenfasten oft eine Linderung oder Besserung der Beschwerden. Es gibt nur wenige Situationen, in denen es nicht zu empfehlen ist. Schwangerschaft und Stillzeit gehören dazu. Entgiftung und Entsäuerung stehen jetzt nicht im Vordergrund! Schwangere und Stillende sollten lediglich auf eine basenüberschüssige Kost umstellen, denn zu einer vollwertigen Kost für eine Schwangere gehören unbedingt auch Getreideprodukte. Entsäuerung und Entgiftung ist auch bei chronischen Krankheiten im fortgeschrittenen Stadium nur mit Vorsicht zu genießen. Der Körper braucht jetzt Vitalstoffe, zu Entsäuerung und Entgiftung hat er meist nicht die Kraft.

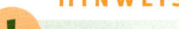

HINWEIS

Basenfasten ist tabu ...
➤ in Schwangerschaft und Stillzeit
➤ bei schweren chronischen Krankheiten wie Krebs im fortgeschrittenen Stadium.
Wenn Sie unsicher sind, fragen Sie einen Arzt, der sich auf diese Themen spezialisiert hat.

276 Wie lange soll eine Basenfastenkur mindestens dauern?

Eine Basenfastenkur zur Entsäuerung sollte mindestens eine Woche dauern. Erfahrungsgemäß setzt bei den meisten Menschen der Entsäuerungseffekt nach einer Woche erst so richtig ein. Viele fühlen sich dann so wohl, dass sie von sich aus gern verlängern. Nach unserer Erfahrung sind zwei Wochen eine ideale Zeit für eine Entsäuerung mit Basenfasten. Es gibt aber auch Menschen, die Basenfasten vier bis sechs Wochen lang durchführen – doch das ist eher die Ausnahme. In jedem Fall gilt: Die Basenfastenwochen können nur dann nachhaltig wirken, wenn Sie sich in der übrigen Zeit des Jahres basenüberschüssig ernähren und Ihre Lebensweise allgemein »basischer« zu gestalten.

277 Wie lange darf eine Basenfastenkur dauern?

Basenfasten ist ursprünglich als ein- bis zweiwöchige Kur gedacht. Wenn Sie nach den ersten zwei Wochen spüren, dass es Ihnen mit Basenfasten gut geht und Sie gern noch ein wenig verlängern wollen – kein Problem! Wenn Sie sich in einem stabilen und guten Allgemeinzustand befinden, können Sie Ihre Basenfastenzeit um weitere ein bis vier Wochen verlängern, das gilt auch bei Übergewicht. Wenn Sie allerdings zu Untergewicht neigen, sollten Sie Basenfasten nicht länger als eine Woche durchführen.

278 Kann ich während der Basenfastenzeit Tiefkühlgemüse verwenden?

Tiefkühlkost wird oft sehr gelobt. Vitamine und Mineralstoffe sollen darin weitgehend erhalten bleiben. Was aber auf der Strecke bleibt, ist der Genuss! Der oft fade Geschmack von Tiefkühlgemüse legt nahe, dass die Vitalstoffe darin mehr unter der Konservierungsmethode leiden, als man gemeinhin annimmt. Probieren Sie es aus: Bereiten Sie sich zwei Portionen gedämpfte Karotten zu, eine aus frischen Karotten, eine mit Tiefkühlkarotten. Vergleichen Sie: Was schmeckt besser? Wir empfehlen, während der Basenfastenzeit Tiefkühlkost nur in Ausnahmefällen zu verwenden – wenn es mal schnell gehen muss.

So sieht ein Basenfastentag aus

Der Basenfastentag besteht aus drei Mahlzeiten, ein bis zwei Zwischenmahlzeiten, 2,5 bis 3 Liter kalorien- und kohlensäurefreier Flüssigkeit sowie einer ausgewogenen Lebensweise.

➤ Frühstück – das basische Müsli. 1 Banane zerdrücken, 1 geriebenen Apfel oder anderes Obst der Saison dazugeben. 2 Teelöffel »Chufas Nüssli« (Erdmandelflocken, Reformhaus) untermengen. Den Saft von $1/_2$ Zitrone untermengen. Anstelle der Erdmandeln können Sie auch 1 Teelöffel Mandelmus, einige Sonnenblumenkerne, Blütenpollen dazugeben. Für »Frühstücksmuffel«: einfach ein bis zwei Sorten Obst oder einen frisch gepressten Saft genießen.

➤ Mittagessen – basische Hauptmahlzeit. Genießen Sie frischen Salat und ein Gemüsegericht. Herrlich schmeckt Eichblattsalat mit 1 Avocado und einigen Cocktailtomaten, mit einem Dressing aus 4 Esslöffel Olivenöl, Saft von einer Zitrone, etwas Gomasio (Sesamsalz), etwas gemischtem Pfeffer, 2 Esslöffel Sesamsaat oder gemischten Ölsaaten, 1 Lauchzwiebel in feinen Ringen, etwas frisch gehackter Glattpetersilie (für zwei Personen).
Für das Gemüsegericht wählen Sie eine bis drei Gemüsesorten, die Sie gern essen oder ausprobieren möchten. Je nach Sorte waschen, putzen oder/und schälen Sie das Gemüse und schneiden es nach Wunsch in mundgerechte Stücke. Garen Sie es im Gemüsedämpfer (→ Frage 149). Ein Vorschlag zum Verfeinern: Schneiden Sie eine halbe Schalotte in sehr feine Würfel, erwärmen Sie 2 Esslöffel Olivenöl oder ein anderes kaltgepresstes Pflanzenöl in einem Kochtopf und dünsten die Schalotte glasig an. Nehmen Sie den Topf vom Feuer und wenden Sie das Gemüse kurz darin. Würzen Sie es mit

etwas Kräutersalz, gemischtem Pfeffer und frischen gehackten Kräutern. Auf Seite 123 finden Sie einen weiteren Würzvorschlag.

➤ Abendessen – wohltuende Gemüsebrühe. Diese Brühe ist das ideale basische Abendessen (Zutaten für 2 Personen): 1 Gemüsebrühwürfel, 1 Liter Wasser, frische Kräuter nach Wahl wie Koriander, Basilikum, Petersilie, Majoran, Schnittlauch, evtl. 1 kleine Zwiebel; eine Gemüsesorte, zum Beispiel 2 Kohlrabi, 2 bis 3 Karotten, 1 bis 2 Fenchelknollen oder 2 bis 3 Kartoffeln. Die Gemüsebrühe und den Brühwürfel in einen Topf geben und erhitzen, die Zwiebel schälen und fein schneiden, das Gemüse waschen, ggf. putzen und schälen, in dünne Scheiben schneiden und zur Brühe geben. Je dünner Sie die Scheiben schneiden, umso schneller ist das Gemüse gar, umso schonender gart es also. Die Kräuter geben Sie erst dazu, wenn die Suppe im Teller ist, damit die Nährstoffe erhalten bleiben. Schön langsam genießen, dann werden Sie satt!

➤ Zwischenmahlzeiten – ohne Hunger basisch durch den Tag. Knabbern Sie am Vormittag und/oder am Nachmittag Obst oder Gemüserohkost (→ Frage 148), Trockenobst, Mandeln oder Oliven. Bevor Sie »snacken«, trinken Sie etwas Wasser: Vielleicht ist dann gar kein Pausensnack nötig, und Ihr Stoffwechsel und Verdauungssystem können sich noch besser erholen.

➤ Getränke – rein basisch. Trinken Sie über den Tag verteilt 2,5 bis 3 Liter Quellwasser und milde, also nicht zu stark angesetzte Kräutertees.

➤ Rahmenprogramm: Schlafen Sie genug. Bauen Sie kleine Bewegungseinheiten in den Tag ein, machen Sie Sport. Gönnen Sie sich ein bis zwei Basenbäder und zwei bis drei Darmreinigungen pro Woche.

279 Was ist Heilfasten?

Den Begriff Heilfasten, also Fasten mit positiver gesundheitlicher Wirkung, prägte der Arzt Dr. Otto Buchinger 1935. Heilfasten bedeutet: freiwilliger Verzicht auf feste Nahrung für einen begrenzten Zeitraum, meist ein bis zwei Wochen. In dieser Zeit nehmen Sie nur mit Wasser verdünnte Frucht- und Gemüsesäfte zu sich sowie Gemüsebrühe und natürlich Kräutertees und Wasser. Sie beginnen das Fasten mit einem oder mehreren Entlastungstagen, in denen Sie weniger, fettarm und ballaststoffreich essen und auf Genussmittel verzichten. Zum Ende der Fastenzeit beginnen Sie sehr behutsam wieder mit dem Essen und achten auf einen ganz allmählichen, bewussten Kostaufbau. Das Ende der Fastenzeit wird mit dem »Fastenbrechen« eingeleitet, wobei traditionell ein Apfel gegessen wird. Die Zeit nach dem Heilfasten ist auch eine gute Gelegenheit, sich auf eine gesündere, natürlichere Ernährungsweise umzustellen – dabei hilft es, dass sich der Geschmackssinn in der Fastenzeit verfeinert. Vom Grundgedanken her ist Fasten eine Art Auszeit, eine innere Reinigung für Körper und Seele, die dadurch in Gang gesetzt wird, dass man keine feste Nahrung zu sich nimmt und den Darm mehrfach reinigt. Außerdem gönnt man sich in dieser Zeit mehr Ruhe und innere Sammlung.

280 Kann ich mit Heilfasten auch entsäuern?

Frisch zubereitet sind alle oben genannten Fastengetränke basenbildend, abgesehen vom Wasser, das relativ neutral wirkt. Die Ausscheidung wird durch das Fasten angeregt, auch die Säurenausscheidung. Sie können also mit Heilfasten entsäuern, auch wenn es in der Fastenzeit nicht primär um Entsäuerung geht.

281 Ich habe gelesen, dass Heilfasten Gichtanfälle auslösen kann. Stimmt das?

Heilfasten ist eine relativ »radikale« Entgiftungskur. Wenn Sie sich vor der Heilfastenzeit über Jahre hinweg sehr säureüberschüssig ernährt haben, ist anzunehmen, dass sich in Ihrem Bindegewebe oder Ihren Gelenken Säureablagerungen befinden – daher kann es anfangs zu einer stark vermehrten Säureausscheidung kommen. Das ist durchaus erwünscht, kann sich aber sehr unangenehm äußern. In den Gelenken abgelagerte Säuren können zum Beispiel in den ersten Tagen des Fastens mobilisiert werden, was im Falle der Harnsäure zu einem Gichtanfall führen kann. Manche Ärzte interpretieren das leider falsch und ziehen den Schluss, Heilfasten könne generell Gicht auslösen. Ein Gichtanfall findet aber nur dann statt, wenn – meist ernährungsbedingt – ohnehin zu viel Harnsäure im Körper ist. Wenn Sie wissen, dass Sie erhöhte Harnsäurewerte haben, sollten Sie mehrere Entlastungstage (→ Frage 279) einlegen, bevor Sie mit dem eigentlichen Fasten beginnen oder aber eine mildere Fastenform wie etwa Basenfasten wählen. So gewöhnt sich Ihr Stoffwechsel an die Umstellung, und Sie erleben Fasten von Beginn an als Wohltat für Körper und Seele.

282 Sollte ich eine Heilfastenkur unter ärztlicher Anleitung machen?

Wenn Sie ganz gesund sind, können Sie auch ohne ärztliche Anleitung fasten. Leiden Sie an einer oder mehreren chronischen Krankheiten, ist es ratsam, sich von einem Arzt begleiten zu lassen – insbesondere bei Stoffwechselerkrankungen wie Diabetes, Herz-Kreislauf-Erkrankungen oder rheumatischen Erkrankungen. Wichtig: Nur ein Arzt mit der Zusatzbezeichnung »Fastenarzt« besitzt die entsprechende Qualifikation.

283 Ist das Fasten nach F. X. Mayr auch Heilfasten?

Der österreichische Arzt Franz Xaver Mayr (1875–1965) entwickelte eine Kur, die oft als Mayr-Fasten oder Mayr-Kur bezeichnet wird. Mayrs »Milch-Semmel-Diät« soll dazu dienen, das Essverhalten der Patienten zu schulen. Kautraining steht dabei im Vordergrund. Mayr kam es weniger auf das »Was« als auf das »Wie« in der Ernährung an. Die Ernährung ist das Ergebnis aus der Verdauungs-leistung und dem Lebensmittel – so sein Grundsatz. Schon 1912 erschien sein erstes Buch über Darmträgheit. Be-standteil seines Therapieprogramms war wie beim Heil-fasten stets auch die Darmreinigung, die er mit Glauber-salz verordnete. Ansonsten hat die Mayr-Kur keine Ähnlichkeiten mit Heilfasten.

284 Wirkt die F. X. Mayr-Kur entsäuernd?

Franz Xaver Mayr interessierte sich für die verschiedenen Bauchformen und studierte sie in Bezug auf Gesundheit und Krankheit. Aus seiner Entdeckung, dass jede Störung der Darmfunktion eine charakteristische Körperhaltung und Bauchform zur Folge hat, entwickelte er die F. X. Mayr-Kur. Diese Kur führte er anfangs nur mit Milch und luftgetrockneten Semmeln durch – weshalb sie oft Milch-Semmel-Diät genannt wird. Es ging ihm dabei um Schonung, Schulung und Säuberung des kranken und überlasteten Darms. Milch und Semmeln sind keine Ba-senbildner – das wusste auch schon F. X. Mayr. Sein Ziel war, durch Reduktion auf diese, wie er meinte, leicht ver-daulichen Nahrungsmittel und durch das zugehörige Kau-training den Darm so zu entlasten, dass keine Gärungs- und Fäulnisgase mehr entstehen können. Diese seien auch an der Entstehung der Übersäuerung beteiligt.

Moderne Mayr-Kuren

Franz Xaver Mayr war davon überzeugt, dass nicht die Wirkung des einzelnen Lebensmittels entscheidend sei, sondern wie der Körper es verwertet. Heute wissen wir, dass viele Menschen Unverträglichkeiten auf Weizen und Milch haben und die »klassische« Mayr-Diät gar nicht mehr durchführen können. Moderne Mayr-Medizin wird daher auch mit Dinkel- oder anderen Getreidearten angeboten, und anstelle der Kuhmilch mit Ziegen-, Schaf-, Hafer-, Reis-, oder Sojamilch.

Diese Lebensmittel haben alle keine entsäuernde Wirkung. Dennoch leistet die Mayr-Kur einen Beitrag zur Darmgesundheit. In der modernen Mayr-Medizin werden zusätzlich basische Mineralien verordnet, damit ein gestörter Säure-Basen-Haushalt während einer strengen Mayr-Kur ausgeglichen werden kann.

285 Was ist die milde Ableitungsdiät?

Die milde Ableitungsdiät ist eine milde Diätform, die sich aus der Mayr-Kur heraus entwickelt hat. Sie wurde vor etwa 30 Jahren von dem Mayr-Arzt Erich Rauch zusammen mit dem Mayr-Koch Peter Mayr entwickelt. Im Vordergrund stehen dabei die Verdauung schonende Speisen, die sich an der individuellen Verträglichkeit orientieren. Die milde Ableitungsdiät berücksichtigt auch den Säure-Basen-Haushalt: Die Rezepte sind so konzipiert, dass ein Basenüberschuss erreicht wird. Mittels der milden Ableitungsdiät in Verbindung mit den Therapiesäulen der Mayr-Kuren wie Schonung, Säuberung und Schulung kann man den Körper schonend entsäuern. Wichtig ist dabei, dass die Nahrung langsam und gründlich gekaut wird – das Kautraining. Die milde Ableitungsdiät ist den Prinzipien der 80/20-Regel verwandt.

286 Wirkt reines Saftfasten entsäuernd?

Reines Saftfasten ist eine abgewandelte Form des Heilfastens. Dabei werden viele Obst- und Gemüsesäfte getrunken. Idealerweise sollten diese Säfte frisch gepresst sein, weil sie dem Körper dann genügend Basen zuführen – und besser schmecken. Leider werden meist Fertigsäfte dazu verwendet, die in Gesundheitswert und Aroma meist unter Frischsäften liegen. Saftfasten wirkt relativ gut entsäuernd. Was Sie jedoch wissen sollten: Wenn Sie mehr Obst- als Gemüsesäfte trinken, kann der hohe Zuckergehalt des Obstes verstärkte Darmgärung bewirken und macht schnell wieder hungrig. Reines Saftfasten ist daher als Entsäuerungskur nur sinnvoll, wenn Sie frisch hergestellte, sofort verwendete Obst- und Gemüsesäfte im Verhältnis 20 zu 80 trinken.

287 Kann ich mit Früchtefasten entsäuern?

Reines Früchtefasten führt, was die Säure-Basen-Bilanz betrifft, rein rechnerisch zur Entsäuerung. Es ist aber mit Vorsicht zu genießen. Wenn Sie einen labilen Blutzuckerspiegel haben, können Sie dabei in richtige »Energielöcher« fallen. Ob Ihr Blutzuckerspiegel labil ist, erkennen Sie daran, dass Ihre Energie ab dem späten Vormittag stark nachlässt, dass Sie müde werden und dem nur abhelfen können, indem Sie eine Kleinigkeit essen. Diesen Blutzuckerabfall, zu dem manche Menschen genetisch bedingt neigen, nennt man Hypoglykämie. Für diese Menschen ist Früchtefasten gar nicht geeignet. Sie können natürlich trotzdem Obst essen, aber nicht ausschließlich. Dazu kommt, dass Obst aufgrund seines hohen, schnell verwertbaren Fruchtzuckeranteils sehr bald wieder hungrig macht. Empfehlenswert ist es auf jeden Fall immer, Obst in der ersten Tageshälfte zu essen, da es dann leichter verdaut werden kann.

288 Wie wirkt Suppenfasten auf den Säure-Basen-Haushalt?

Beim Suppenfasten essen Sie zu allen Mahlzeiten ausschließlich frische, selbst hergestellte Gemüsesuppen. Auch eine reine Kartoffelsuppe gehört dazu – Hühnersuppen, Gulaschsuppen und Ähnliches aber natürlich nicht. Eine Fastenkur mit Gemüsesuppen kann durchaus dazu beitragen, den Säure-Basen-Haushalt zu entlasten und ins Gleichgewicht zu bringen. Die Kur ist erfahrungsgemäß nur etwas für absolute Suppenfans – alle anderen verlieren schnell die Lust daran und brechen das Fasten wieder ab. Als gute Alternative zum Suppenfasten gibt es Entsäuerungskuren, die auch feste Nahrung enthalten, lecker und abwechslungsreich sind, zum Beispiel das Basenfasten (→ Seite 199 ff.).

289 Macht Säurefasten sauer?

Hinter dem sogenannten Säurefasten verbirgt sich der Gedanke, durch das Reduzieren von Säurebildnern eine Entsäuerung zu erreichen. Bei genauerer Betrachtung handelt es sich dabei um eine Säure-Basen-Diät, also eine basenüberschüssige Kost (→ Seite 196 ff.), bei der eine bestimmte Menge an Säurebildnern erlaubt ist. Der Begriff Säurefasten ist etwas irreführend, da man sonst immer von Früchtefasten, Suppenfasten, Basenfasten und so weiter spricht – man nennt also das Nahrungsmittel, das im Rahmen des Fastens verzehrt wird. Mit Säurefasten ist dagegen gemeint, dass man den Verzehr von Säurebildendem eher einschränkt. In einigen Angeboten zu Seminaren und Kursen zum Säure-Basen-Haushalt wird eine stark basenüberschüssige Kost unter dem Begriff Säurefasten angegeben.

290 Können während einer Entsäuerungskur gesundheitliche Probleme auftreten?

Ob es während einer Entsäuerungskur zu sogenannten Heilkrisen kommt, hängt von Ihrem Gesundheitszustand ab und davon, wie intensiv die Kur ist. Heilkrisen setzen meist in den ersten Tagen einer Kur ein und verschwinden meist nach zwei bis vier Tagen von allein. Sie können sich sehr unterschiedlich äußern, meist sind es Verstärkungen von krankheitsbedingten Symptomen wie Hautausschläge oder Schmerzen, die nur schwach oder aber stark ausgeprägt sind. So kann beispielsweise im Rahmen einer Entsäuerungskur eine Neurodermitis wieder ausbrechen und starken Juckreiz sowie Entzündungen mit Eiterbildung mit sich bringen. Es kann aber auch nur zu einer leichten Verschlechterung des Hautbildes kommen. Viele chronische Erkrankungen, insbesondere allergisch bedingte, aber auch rheumatische können sich im Rahmen einer Entsäuerungskur scheinbar verschlimmern. Diese Anzeichen bedeuten aber meist nur, dass die Kur anspricht, den Stoffwechsel mobilisiert und den Körper von Säuren befreit.

291 Mein Körpergeruch hat sich bei der Entsäuerungskur verändert. Ist das normal?

Während der ersten Tage der Kur nehmen die meisten Menschen fremde Gerüche an sich wahr, etwa Mundgeruch und unangenehmen Schweißgeruch. Auch der Geruch (und die Farbe) von Stuhl und Urin können sich ändern. Das alles ist ein Zeichen dafür, dass Ihr Körper entsäuert. Unterstützen Sie ihn bei der Ausscheidung, indem Sie viel stilles Wasser zur Durchspülung trinken. Dann legen sich auch die unangenehmen Körpergerüche schneller wieder.

Schmerzen bei der Entsäuerungskur
Immer wieder berichten Menschen in den ersten Tagen einer Entsäuerungskur von Schmerzen im Lendenwirbelbereich, an Schultern und Nacken oder in den Gelenken. Meist haben die betreffenden Stellen früher schon einmal Probleme bereitet. Das erneute Auftreten im Rahmen einer Entsäuerung ist in der Regel ein Zeichen, dass der Stoffwechsel reagiert und die Säureausscheidung in Gang gekommen ist – also kein Grund, die Kur zu unterbrechen! Lassen die Schmerzen nicht nach ein bis zwei Tagen nach, hilft Schüßler-Salz Nr. 7, Magnesium phosphoricum D 6, die Muskulatur zu entspannen und die Schmerzen schneller loszuwerden. Lassen Sie 3-mal täglich 1 bis 2 Tabletten des Schüßler-Salzes jeweils vor den Mahlzeiten im Mund zergehen. Dauer der Einnahme: wenige Tage, solange die Schmerzen bestehen.

292 Kann man Heilkrisen bei Entsäuerungskuren nicht ganz vermeiden?

Je länger Sie schon an einer chronischen Krankheit leiden und je mehr Beschwerden und Krankheiten Sie haben, umso wahrscheinlicher ist es, dass eine, wenn auch meist leichte, Heilkrise auftritt. Gehen Sie entsprechend behutsam vor – essen Sie zunächst nur eine oder zwei rein basische Mahlzeiten pro Tag, und beobachten Sie, wie Ihre Haut, Ihr Darm, Ihre Gelenke darauf reagieren.

293 Kann man Heilkrisen beeinflussen?

Heilkrisen können auch »gesteuert« werden: Wenn etwa beim Heilfasten die Krise nach zwei Tagen nicht abklingt, sollten Sie auf eine sanftere Fastenkur wie Basenfasten umstellen oder auf eine milde Ableitungsdiät.

Wenn Sie Baseninfusionen bekommen, legen Sie eine Woche Pause ein. Können Sie allein nicht gut beurteilen, wie Sie die Entsäuerung nun richtig »dosieren« sollten, lassen Sie sich von einem auf Entsäuerungskuren spezialisierten Therapeuten helfen.

294 Ich habe mit einer Entsäuerungskur begonnen, und jetzt habe ich immer wieder Wadenkrämpfe. Was bedeutet das?

Nicht selten berichten Menschen, die eine Entsäuerungskur wie etwa Basenfasten machen, von Schmerzen und Krämpfen in den Waden oder generell in den Beinen. Diese treten meist in den ersten Tagen der Kur auf und verschwinden nach drei bis vier Tagen wieder. Man geht davon aus, dass sich in der Beinmuskulatur Säuren abgelagert haben, die durch die Entsäuerung zunächst mobilisiert werden, was Schmerzen oder Krämpfe hervorrufen kann. Erfahrungsgemäß tritt das Phänomen bevorzugt bei Menschen auf, die seelisch unter starker Anspannung stehen. Vor allem Menschen, die versuchen, für andere ihr Bestes zu geben und sich dabei verausgaben, reagieren in den ersten Tagen mit Schmerzen oder Krämpfen in den Beinen.

295 Was bedeuten Kopfschmerzen, die im Rahmen einer Entsäuerungskur auftreten?

Kopfschmerzen in den ersten Tagen einer Entsäuerungsmaßnahme können unterschiedliche Ursachen haben. Sie können wie viele andere »Erstreaktionen« eine Folge der verstärkten Säureausleitung sein. Meist sind sie jedoch Folge des Kaffeeentzuges: Kaffee hat eine starke Wirkung auf die Blutgefäße, die nun wegfällt. Bei einer Entsäuerungskur sollten Sie Kaffee in jeder Form weglassen – die Kopfschmerzen vergehen bald von selbst. Auch das Schüßler-Salz Nr. 7, Magnesium phosphoricum D 6, kann helfen.

SPEZIELLE DIÄTEN

296 **Kann ich mit einer purinarmen Diät den Körper auch entsäuern?**

Eine purinarme Diät wird bei bestimmten Erkrankungen empfohlen, die mit einer Erhöhung der Harnsäurewerte einhergehen, etwa bei Gicht. Da viele Säurebildner wie Fleisch, Fisch, Hülsenfrüchte und Kaffee einen hohen Puringehalt aufweisen, können Sie allein durch die Reduzierung dieser Nahrungsmittel zur Entsäuerung beitragen. Sie sollten aber gleichzeitig die allgemeinen Empfehlungen zu einer basenüberschüssigen Kost (→ Seite 196 ff.) beherzigen.

297 **Wie wirkt sich die Atkins-Diät auf den Säure-Basen-Haushalt aus?**

Die Auswirkungen der Atkins-Diät (Low carbohydrate high protein diet, LCHP) auf den Säure-Basen-Haushalt wurden in einer Studie untersucht. Begleitend zur Diät wurden über sechs Wochen unter anderem die Citrat- und die Kalziumausscheidung im Urin gemessen. Der Kalziumverlust über den Urin stieg trotz nahezu konstanter Kalziumzufuhr über die Nahrung signifikant an. Die LCHP-Diät führte zu einer deutlichen Säurebelastung. Dies liegt vor allem an der hohen Zufuhr an tierischem Eiweiß. Auch der Kalziumhaushalt wird beeinträchtigt; dadurch erhöht sich das Risiko für einen Knochenabbau und für die Bildung von Nierensteinen.

298 **Hilft die Low-Fat-Diät beim Entsäuern?**

Das Problem der Low-Fat-Diäten ist das Verwenden säurebildender Eiweiße, zum Großteil neutral wirkende Fette werden dagegen nur sehr sparsam gebraucht. Eine Low-Fat-Diät wirkt deshalb insgesamt säurebildend.

299 Was ist die »homöopathische Diät«?

Die homöopathische Diät wurde von Samuel Hahnemann propagiert, dem Begründer der Homöopathie. Der Säure-Basen-Haushalt war für Samuel Hahnemann noch kein Thema. Die Ratschläge, die er seinen Patienten gab, gleichen aber in erstaunlicher Weise denen für eine basenüberschüssige Kost. Kaffee sei zu meiden, da er selbst gewisse arzneiliche Kräfte aufweise, die die Therapie mit homöopathischen Mitteln maßgeblich stören. Ähnliches galt unter anderem für Schwarztee, intensive Kräutertees, gewürzte Schokolade, stark gewürzte Speisen, alten Käse und Fleisch (etwa abgehangenes Wild), Fleisch und Fett von Schweinen, Enten und Gänsen, ein Übermaß an Zucker und Kochsalz, hochprozentige alkoholische Getränke. Dagegen empfahl er besonders junge grüne Erbsen, grüne Bohnen, über Wasserdampf gegarte Kartoffeln und Möhren – als hätte der Visionär Hahnemann Ragnar Bergs Empfehlung, Gemüse im Dämpfverfahren zu garen, rund hundert Jahre vorausgeahnt!

300 Wirkt mediterrane Kost entsäuernd?

Als man vor Jahren beobachtete, dass Bewohner der Mittelmeerländer deutlich seltener an Herz-Kreislauf-Erkrankungen leiden, begann man, ihre Ernährungsgewohnheiten zu erforschen. Mediterrane Kost bezeichnet eine Ernährungsweise, die viel Gemüse (wie Tomaten, Zucchini, Auberginen), Salat, Fisch und vor allem kaltgepresstes Olivenöl enthält. Vieles davon ist in der Tat basenbildend. Die heute übliche »Mittelmeerkost« in Italien, Griechenland, Spanien … enthält allerdings viel Fleisch, Käse, Brot aus Weißmehl, Nudeln, Kaffee, üppige Desserts, Alkohol und Limonaden – alles Säurebildner. Mediterranes Flair für Ihre Basenküche liefern Gemüse und Obst sowie naturbelassenes Olivenöl!

301 Ist Trennkost eine Entsäuerungskur?

Die Trennkost wurde von dem Mediziner Howard Hay (1866–1940) begründet. Er litt mit 40 Jahren an einer schweren Nierenerkrankung. Aufgrund seiner Kenntnisse der Ernährung bei Naturvölkern stellte er sich 1907 eine Diät zusammen, die ihn in nur drei Monaten wieder gesund werden ließ. Sie ging als »Trennkost« in die Geschichte ein. Aus Howard Hays Sicht beruhen alle Krankheiten auf zwei Ursachen. Dies ist erstens die Übersäuerung des Organismus. Die zweite Ursache ist eine verzögerte Verdauung durch das gleichzeitige Verzehren von Kohlenhydraten und Eiweißen.

Es ist davon auszugehen, dass Hay, ein Zeitgenosse Ragnar Bergs, dessen Theorie kannte. Trennkost basiert auf folgenden Prinzipien: Kohlenhydrate und Eiweiße sollen nie zusammen verzehrt werden, da dies eine verzögerte Verdauung bewirke. Zwischen den Mahlzeiten sollen je vier Stunden liegen. Eiweißmahlzeiten sollen mittags, kohlenhydrathaltige Mahlzeiten abends eingenommen werden. Neutrale Nahrungsmittel können sowohl zusammen mit Eiweiß als auch zusammen mit Kohlenhydraten verzehrt werden. Man sollte in Ruhe essen und gut kauen. Die Kost soll zu 80 Prozent aus Basenbildnern und zu 20 Prozent aus Säurebildnern bestehen.

Hays Einteilung der Lebensmittel in »sauer« und »basisch« deckt sich nur teilweise mit den bekannten Säure-Basen-Tabellen. Im Großen und Ganzen decken sich seine Empfehlungen aber mit der basenüberschüssigen Ernährung nach Ragnar Berg. Wichtig ist, nach der original Hayschen Trennkost vorzugehen, denn in vielen anderen Büchern zum Thema fällt der Ausgleich des Säure-Basen-Haushalts unter den Tisch. Die Haysche Trennkost ist außerdem keine Entsäuerungsmethode, hierzu empfiehlt sich zum Beispiel Basenfasten (→ Seite 199 ff.).

WIE BLEIBT DER SÄURE-BASEN-HAUSHALT IM GLEICHGEWICHT?

Sie haben eine ein- bis mehrwöchige Entsäuerungskur nach den Empfehlungen in diesem oder einem anderen Buch gemacht? Herzlichen Glückwunsch! Sind Ihre Beschwerden verschwunden oder haben deutlich nachgelassen, fühlen Sie sich wieder fit und vital? Dann können Sie davon ausgehen, dass die Kur ein Erfolg war. Sollten Sie aber Zweifel am Erfolg haben, weil Sie sich nicht so gut fühlen wie erwartet, denken Sie über mögliche Ursachen nach: Haben Sie sich während der Kur zu viele kleine »Sünden« in Ernährung und Lebensweise erlaubt? Haben Sie die Kur zu früh abgebrochen und sollten sie möglicherweise wiederholen? Oder machen Ihnen vielleicht chronische Krankheiten zu schaffen, die von einem Therapeuten abgeklärt werden sollten?

Wenn Sie sich aber richtig gut fühlen, kommt es jetzt darauf an, Ihren Säure-Basen-Haushalt dauerhaft im Gleichgewicht zu halten. Achten Sie nach der Kur darauf, nicht allmählich wieder in alte Ess- und Lebensmuster zurückzufallen. Orientieren Sie sich langfristig an der basenüberschüssigen Kost, und »entsäuern« Sie Ihre Lebensgewohnheiten – mit genug Bewegung, genügend Schlaf und regelmäßiger Erholung.

Dass Ihnen eine einzige Entsäuerungskur für das ganze Leben ausreicht, ist nicht anzunehmen. Der Alltag fordert uns Menschen, so sehr wir uns auch bemühen, uns gesund und fit zu halten. Und er macht uns trotz allen guten Vorsätzen hin und wieder einen Strich durch die Rechnung. Wenn Sie in einen mehr oder weniger stressigen Berufs- oder Familienalltag eingebunden sind, ist eine Entsäuerungskur ein- bis zweimal im Jahr ratsam. Die Empfehlungen in diesem Kapitel helfen Ihnen dabei, in der Zwischenzeit so »basisch« wie möglich zu leben.

BASISCH ESSEN IM ALLTAG

302 Sollte ich am besten nur noch basenbildende Lebensmittel essen?

Dies werden wir sehr häufig gefragt. Wenn Sie Ihre Säure-
Basen-Bilanz dauerhaft auf der gesunden – der basischen –
Seite halten wollen, heißt das keineswegs, dass Sie nie mehr
etwas Säurebildendes essen oder trinken dürfen. Es kommt
in erster Linie auf die Mengenverhältnisse der Säuren und
Basen in der Nahrung an. Wenn Sie jedoch beginnen, Ihre
Ernährung umzustellen – mit viel frischem Obst und Gemüse –, verfeinert sich mit der Zeit Ihr Geschmackssinn,
sodass Sie viele ungesunde Nahrungsmittel wie Weißmehlprodukte, zuckerreiche Süßigkeiten, Limonaden, ge-
färbte Milchprodukte mit künstlichen Aromen gar nicht
mehr mögen. So jedenfalls geht es uns und vielen unserer
Patienten und Leser.

303 Wenn ich basenüberschüssig esse,
ernähre ich mich dann in jedem Fall
automatisch auch gesund?

Die Ernährung nach der 80/20-Regel ist Grundvorausset-
zung für eine basische Lebensweise. Basenüberschüssige
Kost kann aber auch sehr einseitig sein, wenn Sie immer
das Gleiche essen. Basenbildende Nahrungsmittel sind
reich an Vitalstoffen, doch jedes bietet eine ganz spezielle
Zusammensetzung davon – schon Ragnar Berg betonte,
dass es auf die Vielseitigkeit der Nahrung ankomme. Das
heißt zum Beispiel fürs Mittagessen: heute Karotten mit
Petersilienkartoffeln, morgen Mangold mit Süßkartoffeln
und Sesam, übermorgen ein kleines Seelachsfilet mit viel
Lauchgemüse und Champignons, davor jeweils ein anderer Salat mit frischen Kräutern. Wenn Sie so abwechslungsreich essen, ernähren Sie sich nicht nur basenüberschüssig, sondern auch gesund.

304 Muss ich ab jetzt ganz streng nach der 80/20-Regel leben?

Wenn Sie Ihre Säure-Basen-Bilanz dauerhaft auf der gesunden, also auf der basischen Seite halten wollen, sollten Sie sich so ernähren, dass beim täglichen Essen und Trinken in der Bilanz immer ein Basenüberschuss steht. Ragnar Berg sprach von vier Fünfteln Basen und einem Fünftel Säuren – die heute weit verbreitete 80/20-Regel, über die weitgehend Einigkeit herrscht. Wenn einige Forscher von einer 70/30-Regel sprechen, so sehen wir diese Aufteilung eher als »Toleranzbereich« für kleine Ernährungssünden. Der Säure-Basen-Haushalt geht nicht gleich in die Knie, wenn Sie an manchen Tagen weniger Obst und Gemüse essen. Machen Sie sich keinen Stress: Auch wenn Sie Ihr Ziel in der Praxis nicht immer erreichen – es ist hilfreich, wenn Sie es vor Augen haben. Setzen Sie immer mehr Basenlieferanten auf den Speiseplan. Ernährungsumstellung ist ein Prozess, der einige Jahre dauern kann.

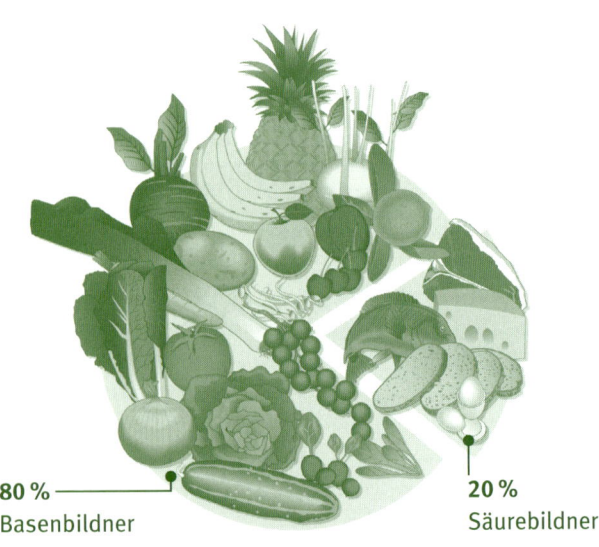

80 %
Basenbildner

20 %
Säurebildner

305 Wie kann ich – außer mit den richtigen Lebensmitteln – meine Mahlzeiten basisch gestalten?

Was Sie essen, spielt eine entscheidende Rolle für Ihre Gesundheit und Ihren Säure-Basen-Haushalt. Wichtig ist aber auch, wie Sie essen. Wenn Sie Ihr basisches Obst und Gemüse in Hektik zu sich nehmen und nicht gründlich kauen, kann Ihr Körper nur einen Teil der gesunden, basenbildenden Nährstoffe verwerten. Achten Sie daher darauf, Ihre Mahlzeiten in Ruhe und in möglichst angenehmer Atmosphäre einzunehmen. Essen nebenbei, etwa am Computer, auf der Straße oder unterwegs, bedeutet für den Körper Stress und wirkt säurebildend – egal ob Sie einen Hamburger verdrücken oder einen Apfel hinunterschlingen. Auch Geschäftsessen sind eher stressig und säurebildend, da man sich in erster Linie auf das Geschäft konzentriert, statt darauf, die Nahrung zu genießen.

306 Wie stark ist der Jo-Jo-Effekt, wenn ich nach einer Entsäuerungskur gleich wieder viele Säurebildner zu mir nehme?

Viele Menschen entscheiden sich für eine Entsäuerungskur, um ihr Körpergewicht wieder zu normalisieren, denn durch ein Basenfasten oder die Umstellung auf basenüberschüssige Kost purzeln die Pfunde. Dieser »Nebeneffekt« ist für viele Menschen sogar der Hauptgrund, sich zu einer Entsäuerungskur beziehungsweise einer Ernährungsumstellung zu entschließen. Wenn Sie sich aber nach der Kur genauso weiter ernähren wie davor, sind die Pfunde schneller wieder auf den Hüften, als sie gepurzelt sind. Besonders im Rahmen einer Entsäuerungskur ist dieser sogenannte Jo-Jo-Effekt aber vermeidbar und außerdem selten. Das Hauptaugenmerk liegt hier nicht auf der Gewichtsabnahme, sondern darauf, gesund zu bleiben oder es wieder zu werden. So stehen beim Entsäuern und bei der basenüberschüssigen Kost nicht schnelle Abnehmtricks im Vordergrund, die in gesundheitlicher Hinsicht oft sehr fragwürdig sind. Beachten Sie Ihre Entsäuerungskur als umfassendes Gesundheitskonzept – mit der Gewichtsregulierung als willkommenem kleinem Extra. Wenn Sie sich nach der Kur wieder wohler in Ihrer Haut fühlen, sollten Sie erst gar nicht abwarten, bis Sie die ersten Anzeichen einer erneuten Übersäuerung spüren. Nehmen Sie von Anfang an die Gelegenheit wahr, Ihre Ernährungs- und Lebensweise so auszurichten, dass es gar nicht erst zu einem Jo-Jo-Effekt und erneuter Übersäuerung kommen kann.

307 Warum ist gerade für ältere Menschen eine Ernährung nach der 80/20-Regel so wichtig?

Der Stoffwechsel verlangsamt ab Mitte 40 deutlich seine Arbeitsgeschwindigkeit. Das bedeutet auch, dass sämtliche Entgiftungsvorgänge langsamer ablaufen. Je älter wir werden, umso langsamer läuft dieser Prozess ab, und dem gilt es die Lebensweise anzupassen. Wer sich stattdessen als älterer Mensch genauso üppig ernährt, wie er es in jüngeren Jahren getan hat, der häuft in seinem Körper Säuren an. Besonders die Leistungsfähigkeit der Niere ist im Alter deutlich reduziert – und damit auch die Menge der ausgeschiedenen Säuren. Bei einem hohen Fleischkonsum benötigt der Mensch jedoch eine gut funktionierende Niere, um die anfallenden Harnsäuren wieder abbauen zu können. Ältere Menschen sollten daher nicht öfter als ein- bis zweimal pro Woche Fleisch oder Fisch verzehren und jeden Tag Obst, Gemüse und Salat essen. Pflanzliche Kost belastet den Stoffwechsel viel weniger als tierische. Wichtig ist auch, dass gerade ältere Menschen für ausreichend Bewegung sorgen.

Ernährung im Säure-Basen-Gleichgewicht

Hier finden Sie alle Tipps zur basenüberschüssigen Ernährungsweise noch mal im Überblick:

➤ Obst und Gemüse spielen nun die Hauptrolle in Ihrer täglichen Ernährung. Säurebildner wie Fleisch, Fisch oder Nudeln genießen Sie als Beilage.

➤ Bevorzugen Sie als Snacks für zwischendurch Nüsse, Trockenobst und Oliven.

➤ Essen Sie Getreide nur als Vollwertgetreide, und probieren Sie statt Weizen auch mal Dinkel, Hirse, Braunhirse, Buchweizen, Amaranth und Quinoa.

➤ Gewöhnen Sie sich eine tägliche Trinkmenge von 2 bis 3 Liter stillem Wasser oder Kräutertee an. Verzichten Sie weitgehend auf flüssige »Kalorienbomben«, denn sie liefern dem Körper neben den Kalorien auch Säure. Wenn Sie auf Kaffee nicht verzichten möchten, trinken Sie maximal 2 Tassen pro Tag.

➤ Zum Frühstück gibt es vorzugsweise Obst oder ein Müsli mit Obst. Verwenden Sie Zitronen- oder Orangensaft oder eine pürierte Banane anstelle von Milch(produkten). So ist die Mahlzeit basischer und das Obst bekömmlicher. Auch ein frisch gepresster Saft ist ein gutes Frühstück.

➤ Das Mittagessen ist die Hauptmahlzeit des Tages. Sie enthält einen großen Rohkostsalat – immer mit frischen Keimlingen und/oder frischen Kräutern. Anschließend können Sie ein warmes Gericht essen, das mindestens eine Gemüsesorte enthält. Fisch, Fleisch oder Teigwaren sind nur Beilagen.

➤ Zum Abendessen können Sie abends Vollkornbrot mit etwas Käse oder pflanzlichem Aufstrich essen. Wenn Sie mittags Fleisch oder Fisch gegessen haben, sollten Sie abends eher wenig essen: eine Gemüsesuppe oder einige Pellkartoffeln mit Butter oder Avovadocreme.

BEWEGUNG IN BALANCE

308 Welche Rolle spielt regelmäßige Bewegung für den Säure-Basen-Haushalt?

Abgesehen von der Ernährung ist Bewegung sehr wichtig für das Säure-Basen-Gleichgewicht. Sportliche Betätigung, vor allem Ausdauersport, in Verbindung mit ausreichenden Ruhephasen wirkt sich positiv auf die Säure-Basen-Bilanz und den Kreislauf aus – nicht zuletzt deshalb, weil sie Stress abbaut. Bewegung setzt Glückshormone frei und baut Stress ab – daher wirkt sie direkt entsäuernd. Sie regt die Durchblutung an – eine wichtige Voraussetzung, um den Stoffwechsel auf Touren zu bringen. In Bewegung vertieft sich die Atmung, was der Lunge hilft, Säuren abzuatmen. Bewegung stärkt und unterstützt das gesamte Puffersystem (→ Seite 12 ff.) des Körpers: die Knochen, die Haut, die Nieren, den Darm, die Lunge, die Leber und das Bindegewebe.

309 Reichen nicht die Hausarbeit, das Treppensteigen und Einkaufen schon aus?

Eindeutig Nein! Menschen, die uns diese Frage stellen – und glauben, sich genug zu bewegen – sind klassische »Bewegungsmuffel«. Der gesundheitsfördernde Effekt von Bewegung liegt vor allem in Regelmäßigkeit und Ausdauer. Oft hören wir besonders von älteren Patienten, sie hätten nicht die Kraft, täglich 30 oder 40 Minuten am Stück zu laufen. Fragen wir nach, stellt sich heraus, dass sie es einmal kurz probiert haben, eine Stunde gelaufen sind und danach so erschöpft waren, dass sie gleich wieder aufgegeben haben. Bewegungseinsteiger sollten ihr Training sanft und langsam aufbauen! Es bringt nichts, sich einmal pro Woche »auszupowern«. Wer eine Sportart findet, die wirklich zu ihm passt, und sich langsam steigert, hat dauerhaft Erfolg damit.

310 Welche Ausdauersportarten sind auch für Anfänger geeignet?

Wem Laufen (Joggen) zunächst zu anstrengend ist, kann es mit Walking oder zügigem Gehen versuchen. Auch Radfahren oder Schwimmen sind gute Alternativen – Hauptsache gleichmäßig, ohne Unterbrechungen und in einem Bereich, in dem man sich zumindest leicht gefordert fühlt. Buchtipps zum Thema finden Sie ab Seite 245, interessante Adressen ab Seite 243.

311 Wie oft muss ich mich sportlich betätigen, um einen positiven Effekt zu erhalten?

Jedes Ausdauerprogramm, ob Wandern, Jogging, Radfahren, Tanzen oder Schwimmen, sollte mindestens dreimal wöchentlich für 30 bis 60 Minuten ausgeführt werden, um aus gesundheitlicher Sicht seine ideale Wirkung zu entfalten. Am besten wären sogar fünf bis sechs wöchentliche Trainingseinheiten. Überlegen Sie, welche Zeiten Sie im Lauf der Woche dafür einplanen könnten.

312 Ist es für den Säure-Basen-Haushalt egal, welche Ausdauersportart ich ausübe?

Ob Sie drinnen oder draußen trainieren möchten, allein oder zu zweit, in einer Gruppe oder einem Verein, bleibt Ihren Vorlieben überlassen. Wenn Sie sich für eine Sportart unter Anleitung interessieren, vereinbaren Sie eine Probestunde. Wenn Sie am liebsten täglich eine Runde durch einen nahe gelegenen Wald oder Park joggen oder walken, legen Sie eine Tageszeit fest und machen Sie diese Runde zu Ihrem festen Ritual. Wozu auch immer Sie sich entscheiden: Nur wenn Ihr Bewegungsprogramm Ihnen Spaß macht und in Ihren Alltag passt, werden Sie auch wirklich am Ball bleiben.

313 Stimmt es, dass Ausdauersport der Osteoporose vorbeugt?

Osteoporose (Knochenbrüchigkeit) beruht auf einem beschleunigten Knochenabbau in Verbindung mit Übersäuerung. Durch eine konsequent basische Kost kann dem entgegengewirkt werden. Außerdem schützt Bewegung vor Osteoporose, da sie zur Stabilität der Knochen beiträgt, den Abbau von Säuren unterstützt und die Muskulatur kräftigt.

314 Hilft Ausdauersport auch bei Diabetes?

Ja, und zwar sogar in entscheidendem Maße. Untersuchungen belegen diese Tatsasche sehr anschaulich: Diabetiker, die nach dem Essen eine halbe Stunde gehen, weisen eine deutlichere, anhaltendere Blutzuckersenkung auf als solche, die sich nach dem Essen nicht bewegen. Dieser Effekt ist direkt messbar.

315 Sind auch Yoga, Tai Chi oder Chi Gong gut für den Säure-Basen-Haushalt?

Yoga, Tai Chi und Chi Gong sind umfassende Programme für Körper, Seele und Geist. Der Gewinn dieser Übungen liegt in erster Linie in der Harmonisierung des ganzen Menschen. Durch ihre entspannende, Stress reduzierende, die Atmung vertiefende Wirkung haben sie einen günstigen Einfluss auf den Säure-Basen-Haushalt. Auch die Muskeln, vor allem die tief sitzende Muskulatur, wird dabei gekräftigt. Dennoch erzielen die Körperübungen nicht die Wirkungen des Ausdauersports. Ideal wäre eine Kombination von Ausdauersport und Yoga, Tai Chi oder Chi Gong. Einige Kurse und Bewegungsprogramme werden von den Krankenkassen wegen ihrer gesundheitsfördernden Wirkung bezahlt – fragen Sie nach!

EINE AUSGEWOGENE LEBENSWEISE

316 Wie wirkt sich die Schlafmenge auf den Säure-Basen-Haushalt aus?

Wie schon vor Jahrzehnten erforscht, braucht der Körper die nächtliche Ruhe, um seinen Stoffwechseltätigkeiten nachzukommen. In der Nacht laufen viele Entgiftungsvorgänge ab, die durch zu wenig Schlaf gestört werden können. Der Forscher Forsgren entdeckte den Leberrhythmus (→ Frage 22) und zeigte auf, wie bedeutsam allein die Entgiftungsvorgänge der Leber während der Nacht sind. In der Erfahrungsheilkunde ist bekannt, dass diese Vorgänge, vor allem die Entgiftungsvorgänge, nur dann optimal ablaufen können, wenn der Mensch schläft. Achten Sie darauf, regelmäßig möglichst vor Mitternacht zu Bett zu gehen und pro Nacht Ihre 7 bis 8 Stunden Schlaf zu bekommen!

317 Wie wirkt es sich auf den Säure-Basen-Haushalt aus, spätabends zu essen?

In der Nacht laufen viele Entgiftungsvorgänge ab, die auch durch zu spätes Abendessen gestört werden können. Wenn Sie Ihr Abendessen bis 19 Uhr einnehmen, hat Ihr Körper Zeit, verbrauchte Stoffwechselprodukte umzubauen – oft zu Säuren – und sie am Morgen mit dem ersten Urin auszuscheiden. Beim gesunden Menschen herrscht so während der Nacht eine Basenebbe. Wer spätabends oder nachts etwas isst – auch wenn es nur eine Kleinigkeit ist – behindert diese Vorgänge und bewirkt damit auf Dauer, dass die überschüssigen Säuren nicht vollständig ausgeschieden werden können. Besonders nach einem üppigen, fettreichen Essen kommt es häufig zu Schlafstörungen, oder Sie wachen nachts auf, meist gegen zwei Uhr. Dies entspricht genau der »Leberzeit« nach der chinesischen Organuhr – die Hoch-Zeit für die Stoffwechselarbeit der

Leber, die nun neben ihrer normalen Arbeit auch noch verdauen muss. Gönnen Sie Ihrem Organismus immer seine nächtliche »Fastenzeit«, und verschonen Sie ihn mindestens 12 Stunden vor Verdauungsstress.

318 Muss ich jeden Stress vermeiden, um basisch zu leben?

Stress lässt sich heute kaum dauerhaft vermeiden. Ständiger Stress trägt zur Übersäuerung bei. Wichtig für ein ausgewogenes Säure-Basen-Verhältnis ist die richtige Work-Life-Balance: Planen Sie die Zeiten für Erholung, Bewegung, Entspannung und Hobbys genau wie Arbeitstermine in Ihren Kalender ein. Besonders wenn Sie das Gefühl haben, tief in der Stressfalle zu sitzen, kann eine Massage, ein Termin bei der Kosmetikerin oder ein Tag im Thermalbad Wunder wirken.

319 Macht Optimismus basisch?

Auch wenn es bislang nicht erforscht wurde, so deuten doch einige Anzeichen darauf hin, dass Säure-Basen-Haushalt und Seelenleben zusammenhängen. Bekannt ist, dass Stress Säure produziert und negative Gedanken in engem Zusammenhang mit Stress stehen. Ragnar Berg wies darauf hin, dass seelische Veränderungen seine Stoffwechselversuche beeinflussten. Er konnte diese Einflüsse zwar nicht berechnen, aber wiederholt beobachten. Berg kam zu dem Schluss, dass »Freud und Leid einen Einfluss auf Stoffumsatz und Ausscheidung« haben. Diese Beobachtungen decken sich mit unseren Erfahrungen und mit denen vieler unserer Kollegen. Bauen Sie Stress ab, erlernen Sie eine Entspannungstechnik, die Ihnen Freude macht, gönnen Sie sich Ruhepausen. Und: Vergessen Sie das Lachen nicht – es entspannt und stärkt das Immunsystem! Finden Sie täglich kleine »Inseln der Freude« in Ihrem Alltag!

ZUM NACHSCHLAGEN

GLOSSAR

80/20-Regel: Empfehlung zur Ernährungsweise, bei der 80 Prozent Basenbildner und 20 Prozent Säurebildner gegessen werden.

Ablagerungen: Ansammlungen beziehungsweise Depots von Stoffen in Gewebe und Organen, die der Körper gerade nicht verwerten oder ausscheiden kann und vorübergehend oder dauerhaft lagert; manchmal auch »Schlacken« genannt.

Alkalose, akute: Entgleisen des Säure-Basen-Haushalts in den basischen (alkalischen) Bereich aufgrund überschrittener oder erschöpfter Blutpuffer, zum Beispiel durch Hyperventilation oder starkes Erbrechen.

Allergie: Überempfindlichkeitsreaktion im Immunsystem gegen Umweltstoffe; die → Erfahrungsheilkunde geht davon aus, dass Allergien und der → Säure-Basen-Haushalt zusammenhängen.

Antlitzdiagnostik: therapeutische Befunderhebung durch Betrachten des Zustands unter anderem von Haut, Haaren, Zunge und Bindegewebe.

AQ-Tageskurve: → Aziditätsquotient.

Atkins-Diät (LCHP): Diätform, bei der die Kohlenhydrataufnahme reduziert, die Eiweißaufnahme erhöht wird; führt zu hoher Säurebelastung.

Ausdauersport: gleichmäßige Bewegung über einen geeigneten Zeitraum, die den Körper weder über- noch unterfordert.

Aziditätsquotient: im Rahmen des → Säure-Basen-Tests nach Sander aus der Reaktion von Urinproben mit Säuren und Basen errechneter Faktor.

Azidose, akute: Entgleisen des Säure-Basen-Haushalts in den sauren Bereich aufgrund überschrittener oder erschöpfter Blutpuffer, zum Beispiel bei Diabetes oder akutem Asthma. Kann lebensbedrohlich sein.

Azidose, latente/chronische: → Übersäuerung, latente/chronische.

Azidosegriff: von Dr. Renate Collier entwickelte Beurteilung der Übersäuerung anhand der Dicke einer Hautfalte.

Azidosetherapie: von Dr. Renate Collier entwickelte Therapieform, die eine Ernährungsumstellung, spezielle Bewegungsübungen und die Azidose-Massage umfasst.

Base Excess: Wert, der im Rahmen einer → Blutgasanalyse aussagt, wie es um die → Puffer im Organismus steht.

Base: ein Stoff mit der Eigenschaft, in Wasser basisch zu reagieren; die heute gültige Definition geht auf den dänischen Chemiker Brönsted zurück, der Stoffe als Base bezeichnete, welche in der Lage sind, positiv geladene Teilchen (Protonen) aufzunehmen.

basenabhängige Organe: Körperorgane, die auf ein basisches → Milieu angewiesen sind, um optimal zu arbeiten.

Basenbäder: Präparate aus basischen Mineralsalzen, die dem Bad beigegeben werden und wirksam die Entsäuerung über die Haut anregen.

Basenfasten: von den Autoren entwickelte, sehr schonende Methode, den Organismus zu entsäuern; die Nahrung besteht dabei zu 100 Prozent aus Basenbildnern, in der Lebensweise wird Wert auf ausreichend Bewegung, Erholung und Schlaf gelegt.

Basenfluten: phasenweise erhöhtes Aufkommen von Basen; im gesunden Körper nach jeder Mahlzeit als Folge der Spaltung von Kochsalz, bei der einerseits Magensäure, andererseits alkalische Verdauungssäfte entstehen.

Baseninfusionen: von manchen Therapeuten angewandte Verabreichung von basischem Natriumbikarbonat in die Vene; kann bei Überdosierung gefährlich werden, daher nicht zu empfehlen.

Basenmangel-/Übersäuerungskrankheiten: Krankheitsbilder, die durch einen dauerhaften relativen Basenmangel in der Ernährung und eine »säuernde« Lebensweise, etwa mit viel Stress und zu wenig Schlaf, bedingt sind.

Basenpulver und -tabletten: Enthalten meist unter anderem Natriumhydrogenkarbonat, Kalzium oder Magnesium und/oder Citratsalze; versorgen den Körper kurzfristig mit einem Basenüberschuss und puffern Säuren ab.

Basensparmechanismus: Mechanismus der Nieren, der verhindert, dass zu viele basische Mineralstoffe, vor allem Bikarbonate, ausgeschieden werden.

basenüberschüssige Kost: die langfristige Umsetzung

einer → Säure-Basen-Diät nach der → 80/20-Regel.

Basenwirkung: basische Wirkung von Nahrungsmitteln aufgrund ihres Gehalts an basischen Mineralien, vor allem Kalium, aber auch Kalzium und Magnesium.

basische Kost: uneinheitlicher Begriff, der sich auf → basenüberschüssige Kost, basenreiche Vollwertkost oder rein basische Kost beziehen kann.

Belegzellen: Drüsenzellen der Magenschleimhaut, in denen Kochsalz zu Salzsäure und Bikarbonat umgebaut wird, → Kochsalzkreislauf.

Bikarbonat, Hydrogenkarbonat: Salz der Kohlensäure; spielt eine wichtige Rolle im → Blutpuffersystem.

Bioelektronik nach Prof. Vincent: Messverfahren zur Untersuchung von Blut, Urin und Speichel; die gemessenen Werte liefern eine Momentaufnahme von Gesundheit und Säure-Basen-Haushalt.

Biologische Landwirtschaft: natürlicher Landbau und artgerechte Tierhaltung, die ohne künstliche Dünger, chemische Pflanzenschutzmittel beziehungsweise ohne Medikamente auskommen.

Blutgasanalyse: Untersuchung der im Blut vorhandenen Gase, die unter anderem über den Zustand der → Puffer Auskunft geben kann.

Blutpuffersystem: die → Puffer zur Aufrechterhaltung des pH-Werts im Blut, der in sehr engen Grenzen stabil gehalten werden muss (zwischen pH 7,35 und 7,45); im Einzelnen: Bikarbonatpuffer, Hämoglobinpuffer, Phosphatpuffer, Eiweiß- oder Proteinatpuffer.

Cellulite: typische Bindegewebsveränderungen im Zuge der → Ablagerung von Säuren.

Chlorogensäuren: zum Beispiel im Kaffee enthaltene Säuren, die in der Leber verarbeitet werden müssen.

Chronobiologie: Lehre von der »inneren Uhr«, der alle körperlichen Funktionen offenbar folgen, auch der → Säure-Basen-Haushalt.

Colon-Hydrotherapie: gründlichste Methode der → Darmreinigung, wird mithilfe eines speziellen Apparates von einem Therapeuten durchgeführt.

Dampfgaren: schonende Garmethode, bei der im Gegensatz zum Kochen und Braten ein Großteil der → Vitalstoffe in Gemüse und Obst erhalten bleibt.

Darmreinigung: mithilfe von Sauerkrautsaft, Glauber- oder Bittersalz, einem Einlauf oder der → Colon-Hydrotherapie herbeigeführte Entleerung des Darms, wobei auch alte Stuhlreste entfernt werden.

Diabetes mellitus: Störung des Zuckerstoffwechsels, bei der eine chronische Tendenz zur → Übersäuerung vorliegt; mit einer basischen Lebensweise sollte für Ausgleich gesorgt werden.

Dunkelfeld, Blutuntersuchung im: von Prof. Günter Enderlein entwickelte Untersuchung der Viskosität des Blutes mithilfe eines speziellen Mikroskops; kann Hinweise auf Verschiebungen im → Säure-Basen-Haushalt geben.

Eiweiß: aus Aminosäuren zusammengesetzte Naturstoffe; Nahrungsbestandteil, der im Körper für Aufbauarbeiten gebraucht wird, bei uns meist im Übermaß mit der Nahrung aufgenommen (etwa aus tierischen Lebensmitteln).

Endometriose: gutartige Wucherung von Gebärmutterschleimhaut außerhalb der Gebärmutter; im Zusammenhang mit Unfruchtbarkeit gesehen; es gibt Hinweise, dass eine basenüberschüssige Ernährung die Endometriose günstig beeinflussen kann.

Entgiften: den Abtransport von Giftstoffen aus dem Körper fördern; kann, muss sich aber nicht auf Säuren beziehen, → Entsäuerung.

Entsäuerung: Umstellung der Ernährung und Lebensweise, um den Körper besser mit → Basen zu versorgen sowie Aufkommen und Ablagerung von → Säuren zu verringern.

Entsäuerungskur: mehrtägige Kur, bei der basische Ernährung und Lebensweise den → Säure-Basen-Haushalt wieder ins Gleichgewicht bringen. → Basenfasten, Heilfasten.

Enzyme: Eiweißkörper, die für den → Stoffwechsel aller Organismen unentbehrlich sind; ermöglichen und beschleunigen biochemische Vorgänge.

Erdmandel (Chufa): an basischen Mineralien und anderen → Vitalstoffen reiche Wurzelknolle eines Sauergrases, die in Flockenform die sauer wirkenden Getreideflocken ersetzen kann.

F. X.-Mayr-Kur: die von Dr. Franz Xaver Mayr entwickelte »Milch-Semmel-Diät«, bei der das Kautraining im Vordergrund steht; hat keine direkt entsäuernde Wirkung, trägt aber zur Darmgesundheit bei.

Frischsaft: schonend gepresster Frucht- oder Gemüsesaft, der sofort getrunken wird; aufgrund seiner hohen Nährstoffdichte nicht als Getränk, sondern als gesunde basische Zwischenmahlzeit anzusehen.

Früchtefasten: ausschließlicher Verzehr von Obst über einen begrenzten Zeitraum; wirkt zwar im Prinzip entsäuernd, kann aber den Blutzuckerspiegel belasten.

Gicht: Ablagerungen von → Harnsäure in Gelenken und Organen; steht in engem Zusammenhang mit einer zu hohen Aufnahme von → Purinen aus der Nahrung.

»gute Säurebildner«: Lebensmittel und Getränke, die trotz ihrer säurebildenden Wirkung Teil einer ausgewogenen Ernährung sind, etwa weißer Tee oder Dinkel, Quinoa und Amaranth.

Harnsäure: ein Stoffwechselendprodukt aus dem Abbau von → Purinen, das über die Nieren ausgeschieden wird.

Heilfasten: von Dr. Otto Buchinger geprägter Begriff für den vorübergehenden Verzicht auf feste Nahrung, der für eine innere Reinigung von Körper und Seele sorgt; auch als → Entsäuerungskur geeignet.

Heilkrisen: bei einer → Entsäuerungskur beziehungsweise dem → Basenfasten oder → Heilfasten auftretende vorübergehende Beschwerden, die meist ein positives Zeichen für die Mobilisierung des Stoffwechsels sind.

Homöopathie: vom Arzt Samuel Hahnemann entwickelte Therapieform zum Ausgleich von Regulationsstörungen (Krankheiten). Die Homöopathie beruht auf dem Ähnlichkeitsgesetz, der Arzneimittelprüfung und der Potenzierung von Arzneimitteln.

homöopathische Diät: vom Begründer der → Homöopathie empfohlene Diätform, die den Empfehlungen für eine basenüberschüssige Kost ähnelt.

Hypoglykämie: Unterzuckerung; lebensgefährlicher Zustand, der zum Beispiel im Rahmen von Diabetes mellitus auftreten kann.

Indikatoren: → pH-Indikatoren.

Irisdiagnose: Begutachtung der Regenbogenhaut des Auges, die Aufschluss über den Gesundheitszustand gibt.

Jo-Jo-Effekt: rasche Gewichtszunahme, oft über das Ausgangsgewicht hinaus, nach einer Diät zur Gewichtsabnahme.

Kalzium: Mineralstoff, der sich im Körper zu 98 Prozent in den Knochen befindet und zur Aufrechterhaltung stabiler pH-Bedingungen aus den Knochen freigesetzt werden kann; geht bei zu hoher Beanspruchung durch → Übersäuerung zu Lasten der Knochenstabilität und begünstigt → Osteoporose.

Keimlinge: junge Sprossen von Samen und Körnern, die sehr viele basische Mineralien liefern.

Kochsalzkreislauf: Vorgang, bei dem neutrales Kochsalz in den Belegzellen des Magens zunächst in Salzsäure und Natriumhydrogenkarbonat zerlegt, anschließend im Dünndarm wieder zu Kochsalz neutralisiert und ans Blut zurückgegeben wird.

kollagene Fasern: aus dem Strukturprotein des Bindegewebes gebildete Fasern, die bei rasch ansteigendem Säureaufkommen im Körper überschüssige Säuren aufnehmen und lagern können.

Lezithin: im → Säure-Basen-Haushalt neutral wirkende Fette, die als Zusatzstoff in Schokolade und anderen Lebensmitteln zum Einsatz kommen.

Low-Fat-Diät: Diätform, bei der Fette in der Nahrung reduziert werden; wirkt insgesamt säurebildend.

mediterrane Kost: Empfehlungen, die auf der Ernährungsweise der Menschen im Mittelmeergebiet beruhen, je nach Zusammensetzung basenüberschüssig oder säurebildend.

Milieu: im Organismus (in Blut und Zellgewebsflüssigkeit) wirksame Faktoren; jedes Organ, jedes Gewebe, jede Flüssigkeit im Körper braucht ein spezielles Milieu mit einem bestimmten pH-Wert, für dessen Aufrechterhaltung die → Puffer sorgen.

Millival: → Val.

Natriumbikarbonat: im Stoffwechsel wirksames → Bikarbonat, das im Verlaufe einer → Basenflut im Körper produziert wird.

neutrale Lebensmittel: Lebensmittel, die den Säure-Basen-Haushalt nicht beeinflussen; dies sind vor allem alle Pflanzenöle sowie Quellwässer ohne Kohlensäure.

Nierensteine: offenbar im Zusammenhang mit einem dauerhaft zu hohen Säureaufkommen entstandene → Ablagerungen von mineralischen Verbindungen in den Nieren.

Osteodensitometrie: medizinisch-technisches Verfahren zur Messung der Knochendichte.

Osteoporose: komplexe Knochenerkrankung mit Knochenbrüchigkeit, → Kalzium.

Es herrscht ein Ungleichgewicht im Zusammenspiel von knochenabbauenden Zellen (Osteoklasten) und knochenaufbauenden Zellen (Osteoblasten).

pH-Indikatoren: schwache Basen oder Säuren, die den Säure- oder Basengrad eines Stoffes in wässriger Lösung durch einen charakteristischen Farbumschlag anzeigen; oft verwendete Indikatoren sind Lackmus, Phenolphtalein und Methylrot. Mit pH-Indikatoren sind auch → pH-Indikator-Teststreifen getränkt.

pH-Indikator-Testreifen: saugfähige kleine Papierstreifen, die mit Indikatorlösung getränkt sind; zeigen die Säure- oder Basenwirkung von Flüssigkeiten an und werden zur → Urin-pH-Wert-Messung verwendet.

pH-Wert: leitet sich ab vom lateinischen »potentia hydrogenii«, der Konzentration der Wasserstoff-Ionen; er besagt, wie sauer oder basisch der Charakter einer Lösung ist. Auf der pH-Wert-Skala ist 7 der neutrale pH-Wert, pH-Werte unter 7 zeigen eine saure Lösung an, pH-Werte über 7 eine basische.

PRAL (potential renal acid load): in den → Säure-Basen-Tabellen von Remer und Manz angegebener, nach einer Formel errechneter Säurewert von Lebensmitteln; gibt die mögliche Nierenbelastung durch Säureausscheidung wieder.

Prämenstruelles Syndrom (PMS): im weiblichen Zyklus wiederkehrende Beschwerden wie Bauchschmerzen, Kopfschmerzen, Ziehen und Schmerzen in den Brüsten, Verstimmung etc.; Erfahrungen zeigen, dass eine basenüberschüssige Ernährung sich günstig auf die Beschwerden auswirkt.

Puffer: im Bezug auf den Säure-Basen-Haushalt chemische Verbindungen, die Säuren oder Basen abfangen können, indem sie sie an sich binden und damit unschädlich machen; die Puffer im Körper sorgen für ideale und stabile pH-Wert-Verhältnisse im → Milieu, das sie schützen.

Purine: organische Stickstoffverbindungen; aus der Nahrung aufgenommene Purine werden im Körper zu → Harnsäure abgebaut; eine zu purinreiche Ernährung, vor allem mit viel tierischem Eiweiß und Hülsenfrüchten, stört auf Dauer die Säure-Basen-Bilanz erheblich.

Reformbewegung: in Deutschland gegen Ende des 19. Jh. von naturwissenschaftlichen Ärzten ausgehendes Engagement für Ernährung im Sinne der Naturheilkunde; verschiedene Strömungen.

Säure: ein Stoff mit der Eigenschaft, in wässriger Lösung als Säure zu reagieren; die heute gültige Definition geht auf den dänischen Chemiker Brönsted zurück, der Stoffe als Säure bezeichnete, welche in der Lage sind, in wässriger Lösung ein positiv geladenes Teilchen (Proton) abzugeben.

Säureäquivalent: chemische Einheit, die Stoffe von unterschiedlichem Molekulargewicht rechnerisch gleichsetzt.

Säure-Basen-Bluttest nach Jörgensen: Messverfahren, um die Basenpufferkapazität in den roten Blutkörperchen zu messen.

Säure-Basen-Diät: zeitweise oder dauerhafte Ernährungsweise, bei der bevorzugt Basenbildner gegessen werden; meist beruft man sich dabei auf die →80/20-Regel.

Säure-Basen-Gleichgewicht: gesundes Verhältnis von Säuren und Basen im Organismus, im Einzelnen in den unterschiedlichen Organen, Geweben und Körperflüssigkeiten.

Säure-Basen-Haushalt: ein wichtiges Regulationssystem des Organismus, bestehend aus einem komplexen System von Regelmechanismen und →Puffersystemen.

Säure-Basen-Tabellen: Übersichten über die Säure- und Basenwirkung von Lebensmitteln; die meistverbreiteten wurden erstellt von Ragnar Berg sowie Thomas Remer und Friedrich Manz.

Säure-Basen-Test nach Sander: Urintest mit über den Tag verteilten Messungen, der Aufschluss über die Puffer im Körper gibt und damit über den Zustand des →Säure-Basen-Haushalts.

Säure-Basen-Urintest nach Glaesel: aus dem →Säure-Basen-Test nach Sander entwickelter Urintest.

Säure-Basen-Wirkung: Bilanz von Säuren und Basen nach der Verstoffwechslung eines Lebensmittels im Körper; nicht identisch mit dem Ausgangsgehalt des Lebensmittels an Säuren und Basen.

Säurefasten: das Reduzieren der Säurebildner in der Nahrung zugunsten von basenbildenden Nahrungsmitteln.

Säurefluten: mehrmals täglich stattfindendes Abfallen der pH-Werte im Körper; normale Folge der Stoffwechselarbeit.

Säurewirkung: saure Wirkung von Lebensmitteln, besonders aufgrund ihres Gehaltes an Eiweiß oder → Purinen.

Schlacken: → Ablagerungen.

Schüßler-Salze: von Heinrich Schüßler entwickelte Therapieform, die zwölf Mineralsalze zur Therapie akuter und chronischer Krankheiten umfasst; ausgegangen wird von einem gestörten Mineralstoffhaushalt als Ursache von Krankheit.

Stoffwechsel: Gesamtheit der lebensnotwendigen biochemischen Vorgänge bei Auf-, Um- und Abbau im Organismus sowie beim Austausch von Stoffen zwischen Organismus und Umwelt.

Stress: Zustand erhöhter Aktivität von Drüsenorganen und vegetativem Nervensystem, der unter anderem eine erhöhte Freisetzung von → Säuren im Körper bewirkt; egal ob als (negativer) Disstress oder (positiver) Eustress.

Stuhl-pH-Wert: von wenigen Labors im Rahmen einer Stuhluntersuchung angegebener Wert, der indirekt eine Aussage zum → Säure-Basen-Haushalt geben kann.

Suppenfasten: zeitlich begrenzter ausschließlicher Genuss von frischen, selbst hergestellten Gemüsesuppen; für Suppenliebhaber ein guter Beitrag zum Ausgleich des Säure-Basen-Haushalts.

Trennkost: von Dr. Howard Hay begründete Kostform, bei de Kohlenhydrate und Eiweiße nie zusammen verzehrt werden; die Empfehlungen decken sich zu einem großen Teil mit denen für eine basenüberschüssige Kost.

Übersäuerung, akute: → Azidose, akute.

Übersäuerung, latente/chronische: nach Friedrich Sander ein Zustand von gefüllten Säuredepots im Bindegewebe und geleerten Basendepots; entwickelt sich im Zusammenhang mit falschen Ernährungs- und Lebensgewohnheiten, aber auch bestimmten chronischen Erkrankungen und Medikamenteneinnahme. Der Blut-pH-Wert ist noch stabil, im Gegensatz zur akuten → Azidose.

Übersäuerungskrankheiten: → Basenmangelkrankheiten.

Urin-pH-Tagesprofil: das mehrmalige tägliche Messen des → Urin-pH-Werts, um die Schwankungen im Tagesverlauf zu beobachten.

Val: früher übliche chemische Einheit der Stoffmenge; wurde zwar durch die Einheit Mol ersetzt, ist aber noch vielfach in Gebrauch.

Vegetarismus: der Verzicht auf Fleisch und Fisch; die strengere Form (vegane Ernährung) verzichtet auch auf Milchprodukte, Eier und oft auch Honig.

Vitalstoffe: die Gesamtheit von Mineralstoffen, Vitaminen und sekundären Pflanzenstoffen (sogenannte bioaktive Stoffe) in der Nahrung, besonders in Gemüse und Obst.

Wasser: neben Kräutertees bevorzugtes Getränk im Rahmen einer basenüberschüssigen Ernährung; dem Leitungswasser, aber auch mineralienreichen Mineralwässern vorzuziehen ist kohlensäurefreies Quellwasser.

Wechseljahre (Klimakterium): hormonelle Umstellungen im weiblichen Organismus zu Ende der fruchtbaren Phase; Beschwerden können durch eine basenüberschüssige Ernährung günstig beeinflusst werden.

Zivilisationskost: mehr oder weniger stark verarbeitete Lebensmittel und Getränke; durch die Verarbeitung geht der Gehalt an → Vitalstoffen stark zurück.

DANK

Ein so umfangreiches Werk ist nicht möglich ohne die Zusammenarbeit von Experten. Wir bedanken uns daher für die freundliche und engagierte Mithilfe und Beratung seitens Dr. med. Christian Rummel, Dr. Günter Römer, Hans-Heinrich Jörgensen, Prof. Dr. Thomas Remer, Prof. Dr. Friedrich Manz, Prof. Dr. Jürgen Vormann, Dr. med. Johann van Limburg Stirum, Karl O. Glaesel und Dr. rer. nat. Wolfgang Bayer.

QUELLENVERZEICHNIS

Berg, R.: Die Nahrungs- und Genussmittel, Verlag von Holze und Pahl, Dresden 1913

Bushinsky/Frick,The effects of acid on bone, Curr. Opin. Nephrol Hypertens 9: 369–379, 2000

Deutsche Gesellschaft für Ernährung (DGE), Nov. 1998

Doenecke, D. et al.: Karlsons Biochemie, Thieme Verlag, Stuttgart 2005, 15. Auflage

Frassetto et al., Potassium bicarbonate reduces urinary nitrogen excretion in postmenopausal women, Clin Endocrinol Metab 82: 254–259, 1997

Glaesel, K.: Heilung ohne Wunder und Nebenwirkungen, Labor Glaesel Verlag, Konstanz 1998

Löffler, P.: Biochemie und Pathobiochemie, Springer-Verlag 2002

Pischinger, A.: Das System der Grundregulation, Haug Verlag, Stuttgart 1990

Reddy et al., Effect of low-carbohydrate high-protein diets on acid-base balance, stone forming propensity, and calcium metabolism, Am J Kidney Dis 40: 265–274, 2002

Reichelt, Peggy: Das Atkins-Risiko. Die wackelige Wissenschaft hinter Low-Carb-Diäten, Books on Demand, Berlin 2005

Rummel, Chr.: Ragnar Berg – Leben und Werk, Europäischer Verlag der Wissenschaften Peter Lang, Frankfurt a. M. 2003

Sander, F.: Der Säure-Basenhaushalt des menschlichen Organismus, Hippokrates Verlag, Stuttgart 1999

Sebastian et al., Estimation of the net acid load of the diet of ancestral preagricultural Homosapiens and their hominid ancestors, Am J Clin Nutr 76: 1308–1316, 2002

Sellmeyer et al., A high ratio of dietary to vegetable protein increases the rate of bone loss and the risk of fracture in postmenopausal women, Am J Clin Nutr 73: 118–122, 2001

Silbernagl, S.; Despopoulos, A.: Taschenatlas der Physiologie, Thieme Verlag, Stuttgart 2003

van Limburg Stirum, J.: Moderne Säuren-Basen-Medizin, Hippokrates Verlag, Stuttgart 2007

Wiederkehr M, Krapf R: Metabolic and endocrine effects of metabolic acidosis in humans, Swiss Med Wkly 131: 127–132, 2001

DAS IDEALE URIN-pH-TAGESPROFIL

gemessener
pH-Wert
des Urins

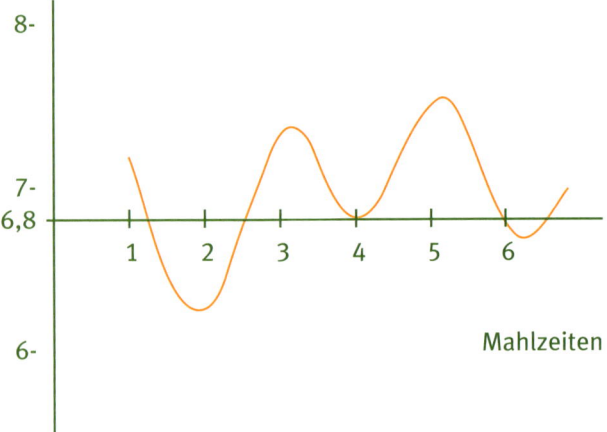

Mahlzeiten

ADRESSEN, DIE WEITERHELFEN

Laboratorium für spektral-
analytische und biologische
Untersuchungen Dr. Bayer
GmbH
Bopserwaldstr. 26
D 70184 Stuttgart
www.labor-bayer.de
*Hier können Sie das Material
für den Säure-Basen-Test nach
Friedrich Sander kostenlos
anfordern; der Test selbst kostet
etwa 50 Euro.*

Labor und Verlag Karl Glaesel
Am Ergatshauser Hof 1
78467 Konstanz
Telefon: 07531/63363
Fax: 07531/67444
*Hier erhalten Sie Auskunft und
Material zum Säure-Basen-
Urintest nach Glaesel.*

Hans-Heinrich Jörgensen
Moorbeker Str. 35
26197 Großenkneten
Telefon: 04435/5068
Fax: 04435/6166
www.nam.de
*Hier erhalten Sie Infos zum
Säure-Basen-Bluttest nach
Jörgensen und finden außerdem
viele interessante Aufsätze und
Zusatzinfos von Herrn Jörgen-
sen. Siehe auch Internet-Tipp
rechts (Komstar).*

INTERNETADRESSEN, DIE WEITERHELFEN

www.basenfasten.de
*Die Methode Basenfasten
wurde von den Autoren als Einstieg in eine basenreichere, gesündere Lebensweise entwickelt.
Aktuelles zum Thema (Kurse,
Vorträge und die Original-
ausbildung zum Basenfasten-
Kursleiter) sowie die Grafiken
von Seite 240 ff. zum Herunter-
laden finden Sie auf dieser
Webseite von Sabine Wacker.*

www.komstar.ch
*Hier finden Sie unter »SB-
Zentren« die Adressen von
Therapeuten in Europa, die
mit dem Säure-Basen-Test
nach Jörgensen arbeiten.*

Sport und Bewegung

www.dosb.de
*Website des Deutschen olym-
pischen Sportbundes mit vielen
hilfreichen Tipps, etwa zur
Bewegung in jedem Lebensalter.
Zahlreiche weiterführende
Links.*

www.nordic-walking-infos.de
*Informationsportal zu Nordic
Walking und Nordic Fitness:
Treffs, Events, Verbände, Rou-
ten, Kurse und vieles mehr.*

www.lauftreff.de
Informationsportal zum Thema Laufen (Jogging), mit Lauftipps, Infos zu Volksläufen und einem nach Postleitzahlen geordneten Verzeichnis von Lauftreffs in Deutschland, Österreich und der Schweiz.

www.austriangymfed.at
Website des Österreichischen Fachverbands für Turnen, mit vielen Infos, Links und Adressen.

www.stv-fsg.ch
Website des Schweizerischen Turnverbands STV, mit vielen Infos, Links und Adressen.

Ernährung

www.saeure-basen-forum.de
Aktuelle Informationen und Studien aus Medizin und Forschung.

www.eschenfelder.de
Zubehör für die Sprossenproduktion.

www.keimling.at
www.keimling.ch
www.keimling.de
Hier können Sie sich über die sehr empfehlenswerte Greenstar-Saftpresse informieren und auch bestellen. Außerdem ist allerlei Zubehör für die gesunde Küche im Angebot.

www.lauretana.at
www.lauretana.ch
www.lauretana.de
Bezugsadressen für Hochgebirgsquellwasser.

www.lebensbaum.de
Tees, Gewürze und Kräuter aus ökologischem Landbau.

www.medizinfo.de/rheuma/purine
Hier finden Sie eine genaue Übersicht, wie viel an Purinen in den gängigsten Nahrungsmitteln enthalten ist und wie viel Harnsäure entsprechend produziert wird.

Colon-Hydrotherapie

www.bcht.de
Verzeichnis von Therapeuten in Deutschland, die mit der Colon-Hydrotherapie arbeiten.

www.colon.ch
Verzeichnis von Therapeuten in der Schweiz, die mit der Colon-Hydrotherapie arbeiten.

www.fxmayr.com
Hier können Sie weltweit nach Ärzten suchen, die nach F. X. Mayr ausgebildet sind und unter anderem Verfahren zur Darmreinigung anbieten.

BÜCHER, DIE WEITERHELFEN

Weitere Bücher der Autoren

Wacker, Sabine: Basenfasten – Essen und trotzdem entlasten; GRÄFE UND UNZER

Wacker, Sabine: Basenfasten plus. Mit Schüßler-Salzen kombiniert; Haug

Wacker, Sabine: Basenfasten – das große Kochbuch; Haug

Wacker, Sabine: Ihr Einkaufsführer Basenfasten; Haug

Wacker, Sabine: In Balance mit Schüßler-Salzen; Haug

Wacker, Sabine; Wacker, Dr. med. Andreas: Gesundheitserlebnis Basenfasten; Haug

Wacker, Dr. med. Andreas; Wacker, Sabine: Allergien – endlich Hilfe durch Basenfasten; Haug

Wacker, Sabine; Wacker, Dr. med. Andreas: Basenfasten für Sie; Haug

Wacker, Sabine: Basenfasten – das 7-Tage-Programm für Eilige; Haug

Wacker, Sabine; Wacker, Dr. med. Andreas: Hausapotheke für die Seele; GRÄFE UND UNZER

Bücher aus dem GRÄFE UND UNZER VERLAG

Bös, Prof. Dr. Klaus: Walking und sanftes Lauftraining

Elmadfa, Dr. med. Ibrahim; Aign, Waltraute; Muskat, Erich, Fritzsche, Doris: Die große GU Nährwert-Kalorien-Tabelle

Elmadfa, Dr. med. Ibrahim; Fritzsche, Doris: Gute Fette – schlechte Fette

Fischer, Elisabeth; Kührer, Dr. med. Irene: Säure-Basen-Kochbuch

Grasberger, Delia: Autogenes Training. Buch mit CD

Grillparzer, Marion: Körperwissen. Entdecken Sie Ihre innere Welt

Grünwald, Jörg; Jänicke, Christoph: Grüne Apotheke

Hainbuch, Friedrich: Progressive Muskelentspannung. Buch mit CD

Härter, Gitte; Öttl, Christine: Weg mit dem Stress

Hederer, Markus: Laufen statt Diät

Heepen, Günther H.: Schüßler-Salze
Heepen, Günther H.: Schüßler-Kuren
Heepen, Günther H.: Schüßler-Salze typgerecht
Hofmann, Dr. Inge: Schlank ab 40
Knophius, Heike: GU Kompass Säure-Basen-Balance
Kraske, Eva-Maria: Säure-Basen-Balance
Kraske, Eva-Maria: Säure-Basen-Balance für Körper und Seele
Lützner, Dr. med. Hellmut: Wie neugeboren durch Fasten
Lützner, Dr. med. Hellmut; Million, Helmut: Richtig essen nach
   dem Fasten
Lützner, Dr. med. Hellmut; Hopfenzitz, Petra: Fasten – Medita-
   tionsprogramm
Marckhgott, Barbara: PilatesBox (40 Übungskarten mit Begleit-
   buch)
Moschke, Grit; Schmidt, Dr. Mathias R.: Fitness für die Seele.
   Mit Bewegung aus dem Stimmungstief
Pizzecco, Dr. med. Toni: Optimismus-Training
Schmidt, Mathias R., Helmkamp, Andreas; Mack, Norbert;
   Winski, Norbert: Nordic Walking
Thust, Thomas M.; Schlett, Dr, Siegfried: Entgiften und Ent-
   schlacken
Trökes, Anna: Yoga – mehr Energie und Ruhe. Buch mit CD

Bücher anderer Verlage

Nöcker, Rose-Marie: Das große Buch der Sprossen und Keime,
   Heyne
Senser, Friedrich; Scheitz, Hermo; Kirchhoff, Eva: Der kleine
   Souci/Fachmann/Kraut. Lebensmitteltabelle für die Praxis
   Wissenschaftliche Verlagsgesellschaft
Walker, Norman: Frische Frucht- und Gemüsesäfte, Goldmann
Seiwert, Lothar J.: Wenn du es eilig hast, gehe langsam, Campus

REGISTER

IMPRESSUM

© 2008 GRÄFE UND UNZER VERLAG GMBH, München
Alle Rechte vorbehalten. Nachdruck, auch auszugsweise, sowie Verbreitung durch Film, Funk, Fernsehen und Internet, durch fotomechanische Wiedergabe, Tonträger und Datenverarbeitungssysteme jeder Art nur mit schriftlicher Genehmigung des Verlages.

Programmleitung: Ulrich Ehrlenspiel
Redaktion: Barbara Fellenberg
Lektorat: Barbara Kohl
Fotos: Cover vorn: StockFood; Cover hinten: StockFood (li. u. re.), Jump (Mitte)
Gestaltung und Layout: independent Medien-Design, München
Herstellung: Markus Plötz
Satz: Filmsatz Schröter, München
Druck und Bindung: Druckerei Auer, Donauwörth

ISBN 978-3-8338-0837-1

1. Auflage 2008

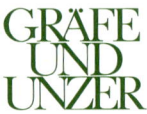

GRÄFE
UND
UNZER

Ein Unternehmen der
GANSKE VERLAGSGRUPPE

Die **GU Homepage** finden Sie im Internet unter
www.gu-online.de

Umwelthinweis:
Dieses Buch wurde auf chlorfrei gebleichtem Papier gedruckt.
Um Rohstoffe zu sparen, haben wir auf Folienverpackung verzichtet.